Düsseldorfer Texte zur Medizingeschichte

Herausgegeben von Jörg Vögele

Band 8

Yvonne Gavallér

Die Tuberkulosebekämpfung im Kreis Kempen, 1918 - 29

Bibliografische Information der Deutschen Nationalbibliothek
Die Deutsche Nationalbibliothek verzeichnet diese Publikation in der Deutschen Nationalbibliografie; detaillierte bibliografische Daten sind im Internet über http://dnb.d-nb.de abrufbar.
1. Aufl. - Göttingen : Cuvillier, 2015

Nonnenstieg 8, 37075 Göttingen
Telefon: 0551-54724-0
Telefax: 0551-54724-21
www.cuvillier.de

1. Auflage, 2015
Gedruckt auf umweltfreundlichem, säurefreiem Papier aus nachhaltiger Forstwirtschaft.

ISBN 978-3-7369-9142-2
eISBN 978-3-7369-8142-3

Vorwort

Aufgabe des Instituts für Geschichte der Medizin ist es gemäß Approbationsordnung, die historischen, kulturellen, ethischen und sozialen Grundlagen in der Geschichte des ärztlichen Denkens, Wissens und Handelns zu erforschen und zu lehren. Sinn von Forschung und Lehre ist es, den Studierenden die für die Ausübung des ärztlichen Berufes unverzichtbaren Fähigkeiten und Einsichten über die Grundlagen ihres Handelns zu vermitteln. Darüber hinaus bestehen enge Kooperationen mit geisteswissenschaftlichen Fächern, vor allem mit der Geschichte und Kunstgeschichte. Forschungsschwerpunkte des Instituts sind unter anderem die Sozialgeschichte des 19. und 20. Jahrhunderts, die wechselseitige Abhängigkeit von Gesellschaft und Medizin, sowie die Darstellung von Medizin, Mensch und Tod in der bildenden Kunst. Zu diesen Themenkomplexen entstehen am Institut für Geschichte der Medizin nicht nur regelmäßig Dissertationen, sondern auch herausragende andere Qualifikationsarbeiten. In der Reihe ‚Düsseldorfer Texte zur Medizingeschichte' werden diese studentischen Qualifikationsarbeiten, Dissertationen und Tagungsberichte erstmals der Öffentlichkeit zugänglich gemacht.

Yvonne Gavallér befasst sich an Hand des Regionalbeispiels des damaligen Landkreises Kempen mit den staatlichen Maßnahmen zur Tuberkulosebekämpfung im ersten Viertel des 20. Jahrhunderts und bewertet diese vor dem Hintergrund der zeitgenössischen Kritik an der Medizinalgesetzgebung und der Umsetzung der Tuberkulosefürsorge. In einer Abwehrhaltung hatte der deutsche Staat lange Zeit nur mit Desinfektionsmaßnahmen und Vorschriften zur Indoktrination hygienischer Verhaltensweisen gegen die Ausbreitung der Tuberkulose in den unteren Gesellschaftsschichten gearbeitet. Den der Krankheit zugrunde liegenden sozialen Problemen versuchten vor dem Ersten Weltkrieg vor allem auf private Initiativen gegründete Vereine und Wohlfahrtsverbände Abhilfe zu schaffen. Erst nach dem Ersten Weltkrieg begann auch der Staat aktiv in die Beseitigung der sozialen Missstände und damit auch in die Tuberkulosebekämpfung einzugreifen. Yvonne Gavallér stellt dar, was zu diesem Paradigmenwechsel führte und welche Wissenschaftskonzepte dahinter standen. Sie fragt nach den Voraussetzungen für ein staatliches Eingreifen; den Problemen, die sich für ein Gesundheitssystem stellen und danach, wie sich die Krankheit auf die soziale Ungleichheit auswirkte. Gleichsam zieht sie an dieser Stelle eine Parallele in die heutige Zeit.

Düsseldorf, im November 2015

Jörg Vögele

Inhaltsverzeichnis

„Durch die Auswirkungen von Krieg und Nachkriegszeit wurde eine schwere wirtschaftliche Not hervorgerufen. Die damit verbundene stark verminderte gesundheitliche Fürsorge hat neue erschreckende Ausbreitungsmöglichkeiten für die Tuberkulose eröffnet. Namentlich das Wohnungselend, die Folgen [...] der allgemeinen Unterernährung, sowie die zunehmende Teuerung und die dadurch bedingte Schwächung der gesundheitlichen Konstitution weitester Volkskreise, schufen für die Verbreitung der Tuberkulose besonders günstige Bedingungen."[1]

1 Einleitung

In einer Abwehrhaltung hatte der deutsche Staat lange Zeit nur mit Desinfektionsmaßnahmen und Vorschriften zur Indoktrination hygienischer Verhaltensweisen gegen die Ausbreitung der Tuberkulose in den unteren Gesellschaftsschichten gearbeitet. Den der Krankheit zugrunde liegenden sozialen Problemen dieser Menschen versuchten vor dem Ersten Weltkrieg vor allem, auf private Initiativen gegründete, Vereine und Wohlfahrtsverbände Abhilfe zu schaffen. Erst nach dem Ersten Weltkrieg begann auch der Staat aktiv in die Beseitigung der sozialen Missstände und damit auch in die Tuberkulosebekämpfung einzugreifen. Was führte zu diesem Paradigmenwechsel und welche Wissenschaftskonzepte standen dahinter? Welche Voraussetzungen waren gegeben, die ein staatliches Eingreifen einforderten? An dem Regionalbeispiel des damaligen Landkreises Kempen möchte ich darstellen, welche Maßnahmen zur Tuberkulosebekämpfung ergriffen wurden. Diese sollen aber auch vor dem Hintergrund der zeitgenössischen Kritik an der Medizinalgesetzgebung und der Umsetzung der Tuberkulosefürsorge bewertet werden. An welchen Stellen griffen die Gesetze nicht weit genug, war die Tuberkulosebekämpfung ausbaufähig? Vor welchen Problemen stand das Gesundheitssystem in Bezug auf die Tuberkulose und konnten sie gelöst werden? Wie wirkte sich die Krankheit auf die soziale Ungleichheit aus und lassen sich Parallelen von damals zu heute ziehen?

Darauf möchte ich in meiner Bachelorarbeit *Die Tuberkulosebekämpfung im Kreis Kempen, 1918 – 1929* eingehen. Meine Arbeit gliedert sich im Hauptteil in vier Abschnitte.

Zunächst soll es um den historischen Hintergrund und die Gesetzeslage gehen. Vor welchen Gegebenheiten stand die Tuberkulosebekämpfung 1918 bis 1929? In diesem

---

1 Medizinalabteilung des Ministeriums (Hrsg.) (1927): 25 Jahre Preußische Medizinalverwaltung seit Erlaß des Kreisarztgesetzes 1901-1926. Im Auftrage des Preußischen Ministers für Volkswohlfahrt, Berlin 1927, S. 220.

Kapitel möchte ich begründen, warum gerade dieser Zeitraum dafür so interessant ist und welche gesetzlichen Rahmenbedingungen es gab. In einem zweiten Abschnitt soll es um die zeitgenössische Wahrnehmung des Kampfes gegen die Tuberkulose gehen. Schon in der Zeit der Republik gab es Kritik an der Tuberkulosegesetzgebung, sowie der Wirkungsweise der Einrichtungen und der unternommenen Maßnahmen. Mit den ersten beiden Abschnitten meiner Arbeit verfolge ich die Intention, bezogen auf die existierenden allgemeinen Maßnahmen zur Tuberkulosebekämpfung und deren Ursachen, mich kritisch mit denen im Kreis Kempen unternommenen Maßnahmen auseinander zu setzen. Diese werde ich dann im dritten Abschnitt darstellen. Wo gingen die Initiativen des Kreises über die gesetzlichen Vorgaben hinaus und wo blieben sie dahinter zurück? Abschließend soll es um die Auswirkungen der Tuberkulose auf die Gesellschaft gehen. Kann man bestimmte allgemeine Tendenzen auch in den Akten des Kreises wiederfinden? In einem Ausblick möchte ich aufzeigen, warum die Tuberkulose auch heute noch nicht überwunden ist.

Neben der Arbeit mit zeitgenössischen Quellenmaterialien, deren Ausgangspunkt die Aktenbestände zur Tuberkulosebekämpfung des Kreises bildeten, dienten mir vor allem die Werke von Elisabeth Dietrich-Daum, Thomas Saretzki und Flurin Condrau als sekundäre Fachliteratur. Darin wurde eine Entwicklung von verzögerter staatlicher Intervention hin zu einer einsetzenden Sozialpolitik aufgezeichnet. Wissenschaftliche Ansätze zur Tuberkulosebekämpfung konnte ich damit vor ihren jeweiligen historischen Interpretationszusammenhängen nachvollziehen.

2 Hintergründe

2.1 Untersuchungszeitraum

Warum sind gerade die Jahre 1918 bis 1929 als Untersuchungszeitraum für die Bekämpfung der Tuberkulose interessant? Vor welchen wirtschaftlichen und sozialen Problemen stand die Weimarer Republik? Was änderte sich in dieser Zeit im Gesundheitswesen? Worauf gingen diese Veränderungen zurück und welche Auswirkungen hatten sie auf die Tuberkulosebekämpfung? Darauf möchte ich in diesem Kapitel meiner Arbeit nachfolgend eingehen.

Die katastrophale wirtschaftliche und soziale Situation Deutschlands nach dem Ersten Weltkrieg, führte den verantwortlichen Behörden die Grenzen des bis dahin bestehenden Gesundheitswesens vor Augen und machte staatliches Eingreifen notwendig. Die neu entstandene Republik war hoch verschuldet. Geerbt hatte sie die noch im Kaiserreich zur Kriegsfinanzierung in Form von Kriegsanleihen aufgenommenen Schulden. Dazu kamen die, aufgrund der im Versailler Vertrag festgeschriebenen alleinigen Kriegsschuld Deutschlands, an die Alliierten zu entrichtenden, Wiedergutmachungszahlungen.[2] Durch die Ausgabe staatlicher Schuldverschreibungen war die umlaufende Geldmenge immer stärker angestiegen.[3] Die deutsche Volkswirtschaft war darüber hinaus durch die Gebietsabtretungen geschwächt. Mit Oberschlesien, Elsass-Lothringen und dem Saargebiet waren wichtige Industrieregionen und Rohstoffvorkommen verloren. Ohne eine leistungsfähige Industrie und deutsche Exporte war Deutschland bald schon nicht mehr in der Lage, die Reparationszahlungen aufzubringen.[4] Als französische und belgische Truppen Anfang 1923 mit dem Ruhrgebiet das einzige intakte Industrierevier der Republik besetzten, um Sachwerte als Ersatz für die ausbleibenden Zahlungen zu pfänden, rief Berlin am 31. Januar 1923 einen «passiven Widerstand» aus.[5] Die Bevölkerung des Ruhrgebiets musste vom deutschen Staat währenddessen mit Geldern und Sachleistungen in Milliardenhöhe unterstützt werden.[6] Dadurch war der Finanzbedarf Deutschlands sprunghaft angestiegen. Lediglich ein Siebtel davon konnte noch durch reguläre Einnahmen gedeckt werden. Für den Rest bediente man sich der Notenpresse und rief schließlich eine Hyperinflation hervor.[7] Nach neun Monaten musste der «passive Widerstand» abgebrochen werden, weil die

[2] Gessner, Dieter (2009): Die Weimarer Republik, 3. Aufl., Darmstadt, S. 12/13.
[3] Ebd., S. 13.
[4] Ebd., S. 14/15.
[5] Ebd., S. 15.
[6] Kolb, Eberhard; Schumann, Dirk (2013): Die Weimarer Republik, 8. überarb. und erw. Aufl., München, S. 52.
[7] Ebd.

deutsche Währung endgültig ruiniert war.[8] Ein Großteil der Bevölkerung war verarmt und litt Hunger. Die Inflation verursachte eine „nahezu totale Entwertung aller Geldvermögen und die damit einhergehende totale Entschuldung aller Schuldner."[9] In Wertpapieren angelegtes oder auf Konten gespartes Geld, wie es oft bei Menschen aus dem selbstständigen Mittelstand vorkam, war weg. Sofern keine Einkünfte reinkamen oder Sachvermögen existierte, verarmten diese Menschen.[10] Gleiches galt für Rentenempfänger. Deren, aus Alters- oder Invalidenversicherung bezogene, Einnahmen schrumpften durch die Inflation auf ein Minimum.[11] Diese soziale Lage lies auch die Krankheiten ansteigen. So fand die Tuberkulose „bei der unterernährten und zu einem großen Teil in schlechten Wohnverhältnissen lebenden Bevölkerung weite Verbreitung."[12] Vor diesem Hintergrund begann man damals, das deutsche Gesundheits- und Sozialsystem umzustrukturieren. Die wissenschaftliche Grundlage für die Gesundheitsfürsorge war die Soziale Hygiene.[13] Diese Wissenschaft betrachtet die Krankheiten der Menschen, in Kenntnis der medizinischen Charakteristika, unter sozialen Gesichtspunkten.

> „Gegenstand der Sozialhygiene sind die Wechselwirkungen von sozialer Umwelt und dem körperlichen Zustand von ausgewählten Gruppen bzw. der ganzen Bevölkerung und damit die Wechselwirkung von Gesellschaft und Gesundheit, Krankheit und Tod."[14]

Prägende Persönlichkeiten dieser Bewegung waren beispielsweise Adolph Gottstein und Alfred Grotjahn. Mit der Sozialen Hygiene wurden gesundheitliche Verhaltensweisen nicht mehr nur als erzieherische Maßnahmen vermittelt, sondern waren zu einer wissenschaftlich legitimierten und für alle Mitglieder einer Gesellschaft verbindlichen Praxis geworden.[15] Nach dem Ersten Weltkrieg konnten sich mit der Sozialen Hygiene und der Rassenhygiene zwei Disziplinen in der Gesundheitspolitik etablieren, welche zuvor nur Randthemen gewesen waren.[16] Es erfolgte ein „grundlegender Para-

---

8 Gessner, Dieter (2009): Die Weimarer Republik, S. 15.
9 Kolb, Eberhard; Schumann, Dirk (2013): Die Weimarer Republik, S. 206.
10 Wirsching, Andreas (2008): Die Weimarer Republik. Politik und Gesellschaft, 2. um einen Nachtrag erw. Aufl., München, S. 28.
11 Ebd.
12 Saretzki, Thomas (2000): Reichsgesundheitsrat und Preußischer Landesgesundheitsrat in der Weimarer Republik, Berlin, S. 11.
13 Ebd., S. 15.
14 Labisch, Alfons (1992): Homo Hygienicus. Gesundheit und Medizin in der Neuzeit, Frankfurt/New York S. 167.
15 Ebd., S. 168.
16 Saretzki, Thomas (2000): Reichsgesundheitsrat und Preußischer Landesgesundheitsrat, S. 1.

digmenwechsel in der staatlichen Fürsorge."[17] Im Untersuchungszeitraum fand die Fürsorge den Weg von der klassischen Armenfürsorge, welche von einer selbstverschuldeten Armut ausging und disziplinarische Maßnahmen ergriff, in die moderne Sozialhilfe.[18] Die Armenfürsorge passte nicht mehr in einen industriell geprägten Staat, in dem Konjunkturkrisen auftreten konnten und sich die Menschen infolge kriegerischer Auseinandersetzungen wirtschaftlichen Problemen ausgesetzt sahen, in die sie ohne eigenes Verschulden hineingeraten waren. Noch während des Ersten Weltkriegs reagierte die Reichsleitung darauf, indem sie die Kriegsinvaliden aus der allgemeinen Fürsorge herausnahm und eine Kriegsopferfürsorge einführte.[19] Nach diesem Vorbild kamen nach Kriegsende immer neue, in Notlagen befindliche Personengruppen gesonderter Fürsorge zu.[20] Das galt auch für die Betroffenen von Tuberkulose. Bevor bei der Bekämpfung dieser Krankheit fürsorgerische Maßnahmen ergriffen wurden, welche die Lebensumstände der Gefährdeten miteinbezogen, waren allerdings medizinalpolizeiliche Maßnahmen, etwa Desinfektionen und Vermittlung hygienischer Verhaltensweisen, die vorrangigen Methoden. Das ging auf die bakteriologischen Erklärungsmuster der Tuberkulose nach Robert Koch zurück. Dieser hatte am 24. März 1882 nachweisen können, dass die Tuberkulose durch das «Mycobacterium tuberculosis» verursacht und durch den Auswurf oder die im Husten der Infizierten befindlichen Tröpfchen übertragen wird.[21] Damit hatte man erstmals ein eindeutiges Krankheitsbild, mit dem sich die wissenschaftliche Grundauffassung der Tuberkulose änderte. In der vor-bakteriologischen Zeit hatte es mit «Phthisis», «Schwindsucht» oder «Auszehrung» noch verschiedene Bezeichnungen gegeben, hinter denen sich unterschiedliche, auf das jeweilige Wissenschaftsverständnis zurückgehende, Ursachendeutungen der Krankheit verbargen, die miteinander in Konkurrenz standen.[22] Damals hatte es Ansätze gegeben, die Tuberkuloseanfälligkeit auf soziales Elend zurückzuführen und die Krankheit durch verbesserte Lebensumstände zu bekämpfen.[23] Nach Kochs Entdeckung galt der Tuberkulosekampf hauptsächlich dem Bakterium. Aber auch die sanitären Maßnahmen wurden nur zögerlich eingeleitet, da nicht geklärt war, wer die Kosten für die Maßnahmen gegen eine Krankheit tragen sollte, die so weit in der Bevölkerung verbreitet war.

---

17 Wirsching, Andreas (2008): Die Weimarer Republik. Politik und Gesellschaft, S. 27.
18 Ebd.
19 Ebd.
20 Ebd., S. 27/28.
21 Dietrich-Daum, Elisabeth (2007): Die „Wiener Krankheit". Eine Sozialgeschichte der Tuberkulose in Österreich, Wien/München, S. 81.
22 Ebd., S. 31.
23 Ebd., S. 82.

> „Im Endeffekt wurden die sanitätspolitischen Maßnahmen […] trotz der Popularität Kochs […] nur zögerlich umgesetzt, auch weil nicht klar war, ob es denn die Aufgabe des Staates sei, entsprechende Maßnahmen zu veranlassen. Angesichts der Masse der Betroffenen herrschte zudem eine gewisse Resignation und es bestanden Zweifel an der Machbarkeit."[24]

Ab 1890 hatte man begonnen, die Verbreitung der Tuberkulose einzudämmen, indem man die Menschen über hygienisches Verhalten aufklärte. Die Aufklärungskampagnen hatten allerdings nur eine geringe Breitenwirkung, da zunächst nur die wohlhabenderen Gäste in Sanatorien und Kurorten belehrt wurden. Erst um die Jahrhundertwende wurden dann auch Merkblätter für die gesamte Bevölkerung verteilt.[25] Vor dem Ersten Weltkrieg wurde diese Tuberkulose-Aufklärung durchweg privat, durch Tuberkulosevereine und Krankenkassen, organisiert und finanziert. Im Krieg aber stieg die Zahl der tuberkulosekranken beziehungsweise -toten Soldaten, mit ihnen fehlten zunehmend Rekruten und man fürchtete, bei der Demobilisierung im Falle eines Kriegsendes, die Zivilbevölkerung durch die Tuberkulose zu gefährden.[26] Daher kamen ab 1916 von den Heeresvertretern Forderungen zu einem Tuberkulosegesetz, Anstalten und Pflegebetten für tuberkulöse Krieger und Aufklärungskampagnen für Heer und Zivil auf.[27] In den Nachkriegsjahren wurden mit der Sozialen Hygiene die Lebensverhältnisse stärker in die Tuberkulosebekämpfung miteinbezogen. Das spiegelte sich auch in der Medizinalgesetzgebung wieder, auf dessen Ziele und Schwachpunkte ich in meiner Bachelorarbeit noch nachfolgend eingehen werde. In den Anfangsjahren der Republik betrieb man die Sozialpolitik auch, um gesellschaftliche Spannungen zu lösen, welche infolge der revolutionären Umbrüche bei der Republikgründung und der Inflation, aufkamen.[28] Die Fürsorge galt zunächst den Opfern von Krieg und Inflation. In Zeiten der Hyperinflation fiel es vor allem den Kommunen zu, die Grundbedürfnisse der Bevölkerung abzudecken. So wurden beispielsweise Nahrungsmittel, Heizmaterialien oder warme Kleidung verteilt.[29] Mit der Einführung der Rentenmark im November 1923 war eine Währungsstabilisierung erreicht worden, von der England eine Neuregelung des Reparationsproblems abhängig gemacht hatte. Danach setzte sich im deutschen Fürsorgewesen ein Rechtsanspruch für in Not Geratene auf staatliche Fürsorge durch.[30] 1924 wurde mit dem «Dawnes-Plan» nicht nur die Reparationsfrage neu gere-

---

[24] Dietrich-Daum, Elisabeth (2007): Die „Wiener Krankheit", Wien/München, S. 85.
[25] Ebd., S. 93.
[26] Ebd.
[27] Ebd.
[28] Wirsching, Andreas (2008): Die Weimarer Republik. Politik und Gesellschaft, S. 27.
[29] Ebd.
[30] Ebd., S. 28.

gelt, sondern auch amerikanische Kredite ermöglicht, die einen kurzweiligen deutschen Wirtschaftsaufschwung nach sich zogen. Ab 1924 wurde dann das Sozialversicherungswesen ausgebaut und auch eine Arbeitslosenversicherung geschaffen.[31] Die Weimarer Republik setzte ihre Politik der Staatsverschuldung aber weiter fort. Auch nach der Einführung der Rentenmark gab es wieder Haushaltslöcher. Mit den «Reichsschatzanweisungen» wurden erneut staatliche Schuldverschreibungen ausgegeben, mit denen einerseits die laufenden Schulden des Reiches, aber auch „Zuschüsse für die Arbeitslosenhilfe und Ausgaben für die Wohnungsfürsorge bestritten" wurden.[32] Die Weltwirtschaftskrise führte zu einem Abzug der amerikanischen Kredite, auf denen der deutsche Aufschwung seit 1924 beruhte. Dies führte ab 1929 nicht nur zu Firmenzusammenbrüchen und Massenarbeitslosigkeit, sondern auch zu einer Krise der Sozialversicherung.[33] Die immer schlechter werdenden wirtschaftlichen Verhältnisse führten schließlich zu einem Abbau der Sozialpolitik. Die sozialhygienischen Strömungen wurden zunehmend durch „die Entfaltung der Rassenhygiene überschattet."[34] Die immer geringeren Aufwendungen für soziale Maßnahmen bedeuteten, zusammen mit der Machtübernahme der Nationalsozialisten, damit auch eine „historische Zäsur" für die Bekämpfung der Tuberkulose.[35]

2.2 Gesetzliche Rahmenbedingungen

Wenn sie zunächst auch nicht direkt auf die Tuberkulosebekämpfung abzielten, so spielten Teile der auf Bismarck zurückgehenden Sozialversicherungsgesetze eine Rolle im Kampf gegen die Krankheit. Zu nennen wären die Einführung der Krankenversicherung 1883 und die 1889 im Rahmen der Alters- und Invalidenversicherung beschlossene Invalidenfürsorge. Nach Meinung des Schweizer Medizinhistorikers Flurin Condrau waren diese sogar „von entscheidender Bedeutung für die Tuberkulosebekämpfung."[36] Jene Sozialversicherungen hatten jeweils eine unterschiedliche Ausrichtung im Hinblick auf ihre Zielgruppe an Patienten.

> „Die Krankenversicherung war für die Finanzierung der therapeutischen Maßnahmen zuständig, die im Hinblick auf die Wiedererlangung der vollen Arbeitsfähigkeit während einer bestimmten Zeit garantiert wurden. Die Invalidenversiche-

[31] Wirsching, Andreas (2008): Die Weimarer Republik. Politik und Gesellschaft, S. 29/30 sowie Saretzki, Thomas (2000): Reichsgesundheitsrat und Preußischer Landesgesundheitsrat, S. 12-15.
[32] Gessner, Dieter (2009): Die Weimarer Republik, S. 17.
[33] Wirsching, Andreas (2008): Die Weimarer Republik. Politik und Gesellschaft, S. 30.
[34] Saretzki,Thomas (2000): Reichsgesundheitsrat und Preußischer Landesgesundheitsrat, S. 1.
[35] Condrau, Flurin (2000): Lungenheilanstalt und Patientenschicksal. Sozialgeschichte der Tuberkulose in Deutschland und England im späten 19. und frühen 20. Jahrhundert, Göttingen, S. 29.
[36] Ebd., S. 84.

> rung konzentrierte sich demgegenüber auf diejenigen Personen, die keine Perspektive der Wiederherstellung der Arbeitsfähigkeit boten."[37]

Gewerbliche Arbeiter, deren Jahresgehalt 2000 Mark nicht überschritt, waren dazu verpflichtet, in die Krankenversicherung einzutreten. Erst mit den Jahren wurde der Kreis der Versicherten ausgebaut. Generell sollten die Arbeiter, über einen Zeitraum von maximal 13 Wochen, im Krankheitsfall abgesichert werden.[38] Aufgrund dieser relativ kurzen Zeitspanne, konnte die Krankenversicherung nicht jedes Erkrankungsrisiko abdecken, sondern war eher für einen „kurzfristigen krankheitsbedingten Ausfall der Erwerbsfähigkeit" gedacht.[39] Im Falle des chronischen und längerfristigen Krankheitsverlaufs der Tuberkulose griffen solche Maßnahmen zu kurz. Die Tuberkulosepatienten hatten damals „unbehandelt eine wesentlich längere Krankheitsdauer von zwischen zwei und drei Jahren."[40] Die Maßnahmen der Krankenversicherung wirkten insofern nur beschränkt, da die Patienten innerhalb dieses Zeitraums nicht vollständig geheilt wurden, zu geschwächt für die Ausübung ihrer Tätigkeit und auf längere Sicht auf die Armenfürsorge angewiesen waren.

> „Nach den 13 Wochen dauernden Leistungen der Krankenversicherung blieben die Tuberkulosekranken deshalb sich selbst überlassen, was entweder zu einer Mehrbelastung der Familien oder aber zum Gang zur Armenfürsorge führen musste."[41]

Allerdings ging mit der Krankenversicherung auch die «Medikalisierung» der Gesellschaft einher. Die Krankenkassen boten zumindest eine Unterstützung bei der Finanzierung des Lebensunterhaltes und der Dienstleistungen der Ärzte und Apotheker während der Krankheit an.[42] Darüber hinaus leisteten die Krankenversicherungen auch „Erziehungsarbeit", da sie die «arztfernen» Schichten ein „zweckrationales, langzeitorientierendes, auf Zukunftssicherung bedachtes Verhalten und Disziplin" lehrten.[43] Ab 1889 sprang bei einer längerfristigen Erwerbslosigkeit, somit auch für die Tuberkulosekranken fortgeschrittenen Stadiums, die Invalidenfürsorge ein. Nach fünf Beitragsjahren waren Versicherte berechtigt, eine Invalidenrente zu beziehen, falls sie vor dem 70. Lebensjahr arbeitsunfähig wurden. Als arbeitsunfähig galt, wer so geschwächt

---

[37] Condrau, Flurin (2000): Lungenheilanstalt und Patientenschicksal, S. 85/86.
[38] Ebd., S. 84/85.
[39] Ebd., S. 85.
[40] Ebd.
[41] Ebd.
[42] Frevert, Ute (1984): Krankheit als politisches Problem. Soziale Unterschichten in Preußen zwischen medizinischer Polizei und staatlicher Sozialversicherung. Kritische Studien zur Geschichtswissenschaft Bd. 62, Göttingen, S. 16.
[43] Ebd., S. 17.

war, dass er „nicht mehr in der Lage war, mindestens 1/3 eines vollen Gehaltes zu verdienen.“[44] Der Invalidenfürsorge, welche von den Landesversicherungsanstalten getragen wurde, ging es dabei nicht etwa um die Gesundheit der Menschen, sondern um deren Rentenzahlungen. Der Paragraph 12 des Alters- und Invalidenversicherungsgesetzes enthielt eine Regelung zur vorbeugenden Heilbehandlung. Darin erhielten die Landesversicherungsanstalten die Erlaubnis, die Krankenversicherung auch für jene Menschen zu übernehmen, die zwar nicht gesetzlich versichert waren, von denen „durch ihre Krankheit aber eine künftige Invalidität bzw. Rentenberechtigung“ ausging.[45] Offiziell erlaubt wurde diese Verfahrensweise, mittels Heilbehandlungen künftige Rentenbelastungen zu vermeiden, mit dem Invalidenversicherungsgesetz vom 13. Juli 1899.[46] Leider blieben die Auswirkungen des Invalidenversicherungsgesetzes auf die Tuberkulosebekämpfung begrenzt. Viele Lungenkranke, die schon Invalidenrentner waren, wollten nicht zur Behandlung in die Krankenhäuser und Pflegeheime. Das lag am Paragraphen 25 des Invalidenversicherungsgesetzes. Dieser besagte, dass ihre Rente ganz für die Unterbringung aufgewendet wurde. In dem Fall erhielten die Angehörigen der Tuberkulosepatienten nämlich keinerlei Unterstützung.[47] Der Paragraph 25 ermächtigte die Landesversicherungsanstalten also nur, „dem Rentner auf seinen Antrag an Stelle der Rente Aufnahme in ein Invalidenhaus oder eine ähnliche Anstalt zu gewähren.“[48] Diese Bestimmung änderte sich erst mit der Reichsversicherungsordnung vom 19. Juli 1911. Sie beinhaltete eine „umfassende Neuregelung und Zusammenfassung aller Versicherungszweige“[49] und verlagerte die Zielsetzung, wobei es um die Vermeidung der Invalidität und nicht mehr um die Rentenzahlungen ging.[50] Der Paragraph 1277 der Reichsversicherungsordnung erlaubte nun, die Rente ganz oder nur teilweise für die Heilbehandlung zu verwenden.[51] Speziell für die Bekämpfung der Tuberkulose gab es in der Weimarer Republik zunächst keine einheitlichen Regelungen. Zentrale Gesetze zum Gesundheitswesen waren erst spärlich vorhanden. Ein Umdenken hatte erst durch die Epidemien akuter Infektionskrankheiten, etwa der Hamburger Cholera-Epidemie von 1892, im letzten Drittel des 19. Jahrhunderts stattgefun-

---

[44] Condrau, Flurin (2000): Lungenheilanstalt und Patientenschicksal, S. 85.
[45] Ebd., S. 86.
[46] Ebd.
[47] Teleky, Ludwig (1926): Die Bekämpfung der Tuberkulose, in: A. Gottstein, A. Schlossmann, L. Teleky (Hrsg.): Handbuch der Sozialen Hygiene und Gesundheitsfürsorge, Bd. 3, Wohlfahrtspflege. Tuberkulose. Alkohol. Geschlechtskrankheiten, Berlin, S. 256.
[48] Ebd.
[49] Condrau, Flurin (2000): Lungenheilanstalt und Patientenschicksal, S. 86.
[50] Ebd., S. 86/87.
[51] Teleky, Ludwig (1926): Die Bekämpfung der Tuberkulose, S. 256.

den.[52] In den Städten war es zu einer „kontinuierlichen Präsens“ von Pocken-, Ruhr- und Typhusepidemien und ab den 1830er Jahren zu immer wieder auftauchenden Seuchenzügen der asiatischen Cholera gekommen.[53] Die Gesellschaft stand 1892 auf der Schwelle zur Medikalisierung der Massen und der Druck nach gesellschaftlicher und politischer Reform war enorm angewachsen.[54] Der Bakteriologe Robert Koch hatte sich schon 1893 für den Erlass eines Reichsseuchengesetzes eingesetzt. Aber kaum war die Gefahr einer erneuten Cholera-Epidemie vorüber, war die Gesetzesvorlage, welche seine Verhaltensweisen verbindlich machen sollten, wegen Neuwahlen des Reichstages 1893 und anderer vorrangiger Themen, in der Versenkung verschwunden. Erst mit der Weltpolitik Kaiser Wilhelms II. und den neu erworbenen Kolonialgebieten, wurde die Vorlage 1900 wiederentdeckt, weil man Angst vor exotischen Krankheiten aus den deutschen Kolonien hatte.[55] Am 30. Juni 1900 hatte man sich endlich auf das Reichsseuchengesetz und damit erstmals auf einheitliche Maßnahmen geeinigt. Diese galten allerdings nur für die als »gemeingefährlich« eingestuften Krankheiten Lepra, Cholera, Typhus, Gelbfieber, Pest und Pocken. Chronische Krankheiten, wie die Tuberkulose, wurden darin nicht berücksichtigt. Damit kam, wie der Historiker Richard Evans feststellt, das Reichsseuchengesetz zu einer Zeit, in der Seuchen, wie Cholera, Pocken und Typhus nur noch selten auftraten und die Gesundheitspolitik sich hauptsächlich auf Tuberkulose und Kindersterblichkeit richtete.[56] Mit dem Reichsseuchengesetz wurde deutlich, wie wenig zeitbezogen und umfassend die staatlichen Maßnahmen waren. Laut dem Medizinhistoriker Flurin Condrau, gab es aber den Anstoß zu nachfolgenden Initiativen.

> „[...] wirkte es doch anregend auf verschiedene deutsche Einzelstaaten, die in den nachfolgenden Jahren eigene Gesetze zur Bekämpfung der Tuberkulose erließen bzw. die Tuberkulose in die Seuchengesetze aufnahmen.“[57]

Ein solches Seuchengesetz erließ Preußen am 28. August 1905. Dieses war dem Reichsseuchengesetz vergleichbar aufgebaut, richtete sich aber nun an die »nicht gemeingefährlichen« Krankheiten, beispielsweise Diphtherie, Scharlach, Kindbettfieber,

---

[52] Condrau, Flurin (2000): Lungenheilanstalt und Patientenschicksal, S. 81/82.

[53] Witzler, Beate (1995): Großstadt und Hygiene. Kommunale Gesundheitspolitik in der Epoche der Urbanisierung. Medizin, Gesellschaft und Geschichte Beiheft 5, Stuttgart, S. 10/11.

[54] Evans, Richard (1990): Tod in Hamburg. Stadt, Gesellschaft und Politik in den Cholera-Jahren 1830 – 1910, Reinbeck bei Hamburg, S. 603.

[55] Ebd., S. 630/31.

[56] Evans, Richard (1988): Epidemics and Revolutions: Cholera in Nineteenth-Century Europe, Past and Present Nr. 120, S. 146.

[57] Condrau, Flurin (2000): Lungenheilanstalt und Patientenschicksal, S. 82.

Ruhr, Milzbrand und Lungen- und Kehlkopftuberkulose.[58] Analog zum Reichsseuchengesetz zielte auch das Preußische Seuchengesetz vor allem auf die Bekämpfung der Infektionsgefahr mittels Desinfektion. Die sozialen Lebensumstände der Betroffenen wurden bei der Bekämpfung weniger in Betracht gezogen. In Preußen führte man die Desinfektion bei Todesfällen an Tuberkulose ein und errichtete bakteriologisch-hygienische Untersuchungseinrichtungen.[59] Eine dahingehende Erweiterung des Reichsseuchengesetzes lies noch in der Nachkriegszeit, trotz über Jahre intensiv geführter Diskussionen, auf sich warten. Alarmiert durch das Anwachsen der Tuberkulose in der Bevölkerung, kamen die Vertreter des Reichsministeriums des Inneren auf ihrer Besprechung über «die nächsten Aufgaben des Reiches auf dem Gebiet der Gesundheitspflege» am 14. April 1919 zu dem Schluss, dass „noch im Herbst des Jahres 1919 ein Entwurf für ein Reichstuberkulosegesetz den gesetzgebenden Körperschaften vorgelegt werden sollte."[60] Es kam in der Folge zu immer neuen Gesetzentwürfen, von denen sich aber keiner durchsetzen konnte. Sollte es in einem Entwurf von 1919 noch eine Meldepflicht für jede ansteckungsfähige Erkrankung und jeden Todesfall an Tuberkulose geben, wurde dies in einem Entwurf von 1920 schon wieder relativiert. Danach sollten nur noch ansteckende Erkrankungen an Lungen- und Kehlkopftuberkulose, aber weiterhin jeder Todesfall, angezeigt werden.[61] Nach weiteren Entwürfen gerieten die Fürsorgestellen mehr und mehr in den Mittelpunkt jener Maßnahmen, die zur Bekämpfung der Tuberkulose eingeleitet werden sollten. Sobald der Tuberkulosefall an die für den Wohn- beziehungsweise Sterbeort zuständige Gesundheitsdienststelle mitgeteilt worden war, sei es durch einen Arzt, den Vorsteher einer Kranken-, Pflege-, Gefangenen- oder ähnlichen Anstalt, oder den Kranken selbst, hatte diese Maßnahmen einzuleiten. So sollten die Fürsorgestellen den Gesundheitszustand der Betroffenen fortlaufend beobachten und ihnen Verhaltensmaßregeln zur Verminderung der Krankheitskeime unterbreiten. Bestenfalls sollten sie dafür sorgen, dass die Tuberkulosepatienten in ein Krankenhaus kamen. Wenn dies nicht möglich war, sollten gefährdete Familienangehörige anderweitig, getrennt vom Betroffenen, untergebracht werden.[62] Um diese Maßnahmen flächendeckend durchführen zu können, mussten überall im Reich erst ausreichend Fürsorgestellen errichtet werden. Dies rief den Widerstand der Länder hervor, da diese die dadurch anfallenden Kosten nicht übernehmen wollten.[63] So hätte, im Falle einer Einführung des Reichstuberkulosegesetzes,

[58] Condrau, Flurin (2000): Lungenheilanstalt und Patientenschicksal, S. 82.
[59] Ebd., S. 83.
[60] Saretzki, Thomas (2000): Reichsgesundheitsrat und Preußischer Landesgesundheitsrat, S. 394.
[61] Ebd., S. 394/395.
[62] Ebd.
[63] Ebd., S. 396.

das Reich durch einen Finanzausgleich für die dafür benötigten Mittel aufkommen müssen.[64] Mittlerweile war man aber im Jahre 1923 angekommen und wegen der Inflation finanziell nicht dazu in der Lage. So schrieb der Finanzminister am 31. August 1923 an den Reichsinnenminister, dass, aufgrund der angespannten Finanzlage, der Entwurf des Reichstuberkulosegesetzes nicht weiter verfolgt werden könne. Darüber hinaus, hätten mehrere Länder diese Angelegenheit ja schon selber geregelt.[65] Preußen hatte am vierten August 1923 ein Gesetz zur Bekämpfung der Tuberkulose beschlossen. Weil das Reichstuberkulosegesetz auf sich warten ließ, hatte die Preußische Landesversammlung im Ausschuss für Bevölkerungspolitik immer wieder angeregt, ein eigenes Gesetz zu erlassen. Durch das Preußische Gesetz wurden aber, mit der „Ausdehnung der Anzeigepflicht sowie [...] einer Verschärfung der Desinfektionsrichtlinien[66]", weiterhin nur die Erreger der Tuberkulose bekämpft. So wurde beispielsweise die Fürsorgearbeit nicht gesetzlich geregelt. Die Fürsorgestellen galten zwar als wichtige Einrichtungen für die Tuberkulosebekämpfung, ansteckende Fälle der Krankheit sollten aber nicht an sie, sondern an die amtlichen Kreis- und Stadtärzte gemeldet werden. Zudem war es nicht klar definiert, wann man von ansteckender Tuberkulose sprechen konnte.[67] Somit hatte man damals keinen klaren Überblick, wie viele Menschen in der Weimarer Republik tatsächlich von der Tuberkulose betroffen waren.

> „Ein Großteil der Krankheitsfälle wurde in der Praxis contra legem nicht gemeldet, denn die Unklarheiten im Gesetz und der Interpretationsspielraum hemmten die Wirkung der Meldepflicht. Auch nach der Einführung der Meldepflicht für Krankheitsfälle blieb man jedenfalls weit von einer brauchbaren Krankheitsstatistik entfernt."[68]

Mitunter deswegen wurde die Tuberkulosegesetzgebung in der Weimarer Republik als unzureichend kritisiert. Darauf werde ich im nachfolgenden Kapitel meiner Bachelorarbeit noch weiter eingehen.

---

[64] Saretzki, Thomas (2000): Reichsgesundheitsrat und Preußischer Landesgesundheitsrat, S. 398.
[65] Ebd.
[66] Condrau, Flurin (2000): Lungenheilanstalt und Patientenschicksal, S. 83.
[67] Ebd.
[68] Ebd.

3 Damalige Sichtweise zum Stand der Tuberkulosebekämpfung

3.1 Die verschiedenen Gesetze und der Streit um die Wirksamkeit

In diesem Kapitel möchte ich aufzeigen, wie Fachleute in der Weimarer Republik den Stand der Tuberkulosebekämpfung in Deutschland kritisierten. Vor dem Hintergrund dieser Kritik, werden auch die Maßnahmen im Kreis Kempen zu beurteilen sein.

Wie es schon im vorausgegangenen Kapitel zu den gesetzlichen Rahmenbedingungen angeklungen ist, agierte der Staat sehr defensiv und schob die Verantwortung in gesundheitspolitischen Fragen gerne auf die Länder und Kommunen ab. Diese Zurückhaltung bemängelte beispielsweise Doktor Oswald Geissler, damals Stadtarzt und Leiter der Tuberkulose-Fürsorgestelle in Karlsruhe. Das Reich habe in der Tuberkulosebekämpfung mit dem Reichsgesundheitsamt eigentlich nur die Oberaufsicht und erfülle mit dem «Zentralkomitee zur Bekämpfung der Tuberkulose» nur rein organisatorische Aufgaben.[69] Letzteres war eine 1896 gegründete Reichsorganisation, in deren Präsidium Vertreter der Reichs- und Landesbehörden, Mediziner, Vertreter von Sozialversicherungen und Wohlfahrtsvereinigungen, sowie Arbeitgeber und -nehmer saßen.[70] Laut Geissler, bekäme die „geringen vom Reich gestellten Mittel" nur das Zentralkomitee, wobei für die Tuberkulosebekämpfung doch „fast ausschließlich" die Länder, Kreise, Fürsorgeverbände und Gemeinden zuständig seien.[71] Mit Ausnahme der freien Städte, hätten sich auch die Länder nicht verantwortlich gefühlt. Er nennt das Beispiel der Stadt Hamburg, welche einen höheren Aufwand für die Tuberkulosebekämpfung aufweise, als ganz Preußen.[72] Folglich hätten die Städte, Gemeinden und Kreise den „größten Anteil an der Kostenaufbringung."[73] In diesem Zusammenhang wurde es damals auch kritisiert, dass es noch kein Reichstuberkulosegesetz gab. Der damalige Generalsekretär des «Zentralkomitees zur Bekämpfung der Tuberkulose», Doktor Friedrich Helm, stellte fest, dass die Reichsgesetzgebung für den Kampf gegen die Tuberkulose nur insofern in Betracht käme, als dass sie „anregend und wegweisend" für die Landesgesetzgebung geworden sei.[74] Nach Helms Meinung, gliederte

---

[69] Geissler, Oswald (1926): Die Leistungen von Reich und Ländern, Kreisen und Städten in der Tuberkulosefürsorge, in: Blümel, K. H. (Hrsg.): Handbuch der Tuberkulose-Fürsorge. Eine Darstellung der deutschen Verhältnisse nebst einem Anhang über die Einrichtungen im Auslande, Bd. 1, München, S. 169.

[70] Saretzki, Thomas (2000): Reichsgesundheitsrat und Preußischer Landesgesundheitsrat, S. 392.

[71] Geissler, Oswald (1926): Die Leistungen von Reich und Ländern, Kreisen und Städten in der Tuberkulosefürsorge, S. 169.

[72] Ebd., S. 170.

[73] Ebd.

[74] Helm, Friedrich (1926): Die bisherige Tuberkulosegesetzgebung in Deutschland und ihre Auswirkung auf das Fürsorgewesen, in: Blümel, K. H. (Hrsg.): Handbuch der Tuberkulose-Fürsorge. Eine

sich die Tuberkulosebekämpfung in zwei Abschnitte. In der ersten Phase, die er in der Nachfolge des Reichsseuchengesetzes von 1900 verordnete, sei die Verfahrensweise mit der Tuberkulose lediglich der allgemeinen Seuchenbekämpfung entlehnt und bei gesetzlichen Vorschriften zur Bekämpfung übertragbarer Krankheiten nur mitberücksichtigt worden.[75] Zu dieser Zeit sei es viel zu sehr um den Kampf gegen den Erreger gegangen und die Fürsorgestellen seien zu wenig involviert worden. Selbst dort, wo die Anzeigepflicht für die Todesfälle an Lungen- und Kehlkopftuberkulose eingeführt worden wäre, hätten die Anzeigen nämlich an die Polizeibehörden gestellt werden müssen, welche dann für die Durchführung der Desinfektion zu sorgen hatten.[76] Die Tuberkulosebekämpfung hätte also nicht unmittelbar in Verbindung mit den Fürsorgestellen gestanden, da diese „noch überwiegend freiwillige, auf private Anregung entstandene Einrichtungen waren und ihnen deshalb die enge Verbindung mit der Polizeibehörde zumeist fehlte.“[77] Erst in der zweiten Phase, nach dem Ersten Weltkrieg, seien die Unterschiede der chronischen Tuberkulose gegenüber den akuten stärker berücksichtigt worden und damit der Fürsorgegedanke, anstatt der sanitäts-polizeilichen Vorschriften, mehr in den Vordergrund gerückt.[78] Diese zunächst mit Meldepflicht und Desinfektion doch relativ einseitige Ausrichtung der Maßnahmen gegen die Tuberkulose, wurde von vielen anderen Medizinern der Zeit kritisiert. Für die Ärzte war auch das Preußische Tuberkulosegesetz von 1923 nicht zufriedenstellend, da es nur eine Bekämpfung der Bazillen einforderte und nicht die ursächlichen, sozialen Probleme in Angriff nahm, beziehungsweise fürsorgerische Maßnahmen einleitete.[79] Der damalige Ministerialrat Doktor Hans Maier meinte, das Preußische Tuberkulosegesetz sei kein Fürsorgegesetz, sondern ein „medizinalpolizeiliches Abwehrgesetz“, welches, ebenso wie das Reichsseuchengesetz und die Landesgesetze über ansteckende Krankheiten, lediglich „von fürsorgerischen Auswirkungen begleitet“ sei.[80] Von der im Preußischen Tuberkulosegesetz enthaltenen Meldepflicht für ansteckende Erkrankungen und der Vorschrift für laufende Desinfektionen gehe keine wirkliche Bekämpfung

Darstellung der deutschen Verhältnisse nebst einem Anhang über die Einrichtungen im Auslande, Bd. 1, München, S. 76.

[75] Ebd.

[76] Ebd., S. 78.

[77] Ebd.

[78] Ebd., S. 76.

[79] Saretzki, Thomas (2000): Reichsgesundheitsrat und Preußischer Landesgesundheitsrat in der Weimarer Republik, S. 398.

[80] Maier, Hans (1926): Die rechtlichen Grundlagen und die Organisation der Fürsorge einschließlich des Armenrechtes und des Rechtes des Kindes, in: A. Gottstein, A. Schlossmann, L. Teleky (Hrsg.): Handbuch der Sozialen Hygiene und Gesundheitsfürsorge, Bd. 3, Wohlfahrtspflege. Tuberkulose. Alkohol. Geschlechtskrankheiten, Berlin, S. 68.

aus.[81] Auch Doktor Karl Heinz Blümel, welcher Facharzt für Luftwege, Chefarzt und Leiter der Tuberkulosefürsorgestelle in Halle an der Saale war, stellte fest, dass eine solche Herangehensweise die Tuberkulose nicht effektiv bekämpfen würde.

> „Dieser einseitige Bazillenkampfstandpunkt wird der Lösung des Tuberkuloseproblems nicht gerecht. Fürsorgerische Maßnahmen sind zwar in den Ausführungsbestimmungen enthalten, aber nur empfehlend, da für eine Kostendeckung nicht gesorgt ist.“[82]

Er forderte die „allerengste Verbindung“ von Seuchenbekämpfung und Fürsorge, weil nur sie Erfolge schaffen könne.[83] Als Ursprung allen Übels sah der Arzt die sozialen Verhältnisse der Patienten an. Ohne eine Verbesserung der Lebensumstände, könne keine Heilbehandlung erfolgreich sein. Der Kampf gegen die Tuberkulose sei aber schwer durchzuführen. Es fehlte damals nicht nur an finanziellen Mitteln, sondern auch an klar geregelten Abläufen, sowie dem Willen, Veränderungen durchzusetzen.

> „Wir wissen von zahlreichen Kranken, denen der beste Arzt nichts nützt, weil die übrigen richtigen Hilfsmittel, wie ausreichende soziale Verhältnisse, nicht vorhanden sind […] Verordnungen kann man viel geben, aber sie durchzuführen ist unter den augenblicklichen Verhältnissen oft eine harte, ja fast unmögliche Aufgabe.“[84]

Eine ähnliche Haltung hatte der österreichische Sozialhygieniker und Facharzt für Berufskrankheiten, Ludwig Teleky. Dieser war 1921 nach Düsseldorf berufen und zum Leiter der dort ansässigen westdeutschen sozialhygienischen Akademie gemacht worden.[85] Teleky war der Meinung, dass eine Eindämmung der Krankheit nur zu erreichen wäre, wenn man die Zusammenhänge zwischen der Tuberkulose-Entstehung und den die Betroffenen umgebenden Bedingungen kenne.

> „[...] daß die Verbreitung der Tbc. aufs engste mit wirtschaftlichen, sozialen, beruflichen Verhältnissen zusammenhängt, daß alles, was diese bessert, zum Kamp-

---

81 Maier, Hans (1926): Die rechtlichen Grundlagen und die Organisation der Fürsorge, S. 68.

82 Blümel, Karl Heinz (1926): Die Kritik an den bisherigen deutschen Tuberkulosegesetzen und ihre Auswertung, in: Blümel, K. H. (Hrsg.): Handbuch der Tuberkulose-Fürsorge. Eine Darstellung der deutschen Verhältnisse nebst einem Anhang über die Einrichtungen im Auslande, Bd. 1, München , S. 97.

83 Ebd.

84 Ebd., S. 98.

85 Dietrich-Daum, Elisabeth (2007): Die Wiener Krankheit. Eine Sozialgeschichte der Tuberkulose in Österreich, Wien/München, S. 38.

> fe gegen die Tbc. gehört, ja, daß allein diesen Verbesserungen und Maßnahmen die Hauptbedeutung zukommt."[86]

Auch der Mediziner Alfred Grotjahn erkannte die soziale Bedingtheit einer Erkrankung an Tuberkulose. Die Soziale Hygiene definierte er als die „Lehre von den Bedingungen, denen die Verallgemeinerung hygienischer Kultur" zwischen allen „örtlich, zeitlich und gesellschaftlich zusammengehörigen Individuen und deren Nachkommen" unterliege und die Maßnahmen, die eine solche Etablierung in der Bevölkerung bezwecken würden.[87] Seiner Theorie zufolge, welche er in seinem Werk «Soziale Pathologie» zusammenfasste, waren der Krankheitsverlauf, sowie die Heilungschancen der erkrankten Menschen, von dem jeweiligen sozialen Umfeld abhängig. Dabei wären die akuten Krankheiten ungleich geringer sozial bedingt, als die chronischen Infektionskrankheiten, von denen Grotjahn die Lungentuberkulose als geradezu charakteristisch ansah[88]. Grotjahn ist allerdings ein Beispiel dafür, dass sich in der Weimarer Republik mit der Rassenhygiene neben der Sozialhygiene ein weiteres vorheriges Randthema in der Forschung etablierte. Grotjahn bewegte sich selbst immer weiter in die eugenische Richtung. Der Eugeniker ging davon aus, dass nur solche Menschen stark an der Tuberkulose erkranken würden, die aufgrund einer schwächeren Konstitution dazu veranlagt seien.

> „Die Lungentuberkulose ist die Krankheit der körperlich minderwertigen Personen, mag diese Minderwertigkeit nun in Gestalt eines schmalen oder fehlerhaft gebildeten Brustkastens oder anderer anatomischer Eigentümlichkeiten [...] unmittelbar angeboren oder mag sie durch langwierige Verkümmerung des Körpers infolge Ungunst der Umwelt erst entstanden sein."[89]

Den Weg zu einem besseren sozialen Standard sahen viele Fachleute aus der Weimarer Republik mit einem Ausbau der Fürsorgearbeit geebnet. Für Hans Maier waren die wichtigsten Vorschriften für die Tuberkulosebekämpfung die Bestimmungen des § 1269ff der Reichsversicherungsordnung über Heilverfahren, weil diese als Leitfaden für die Landesversicherungsanstalten für die Behandlung der „bedrohten Massenschichten" gedient hätten.[90] Es komme aber weniger auf die gesetzlichen Bestimmungen an, als auf den Ausbau der Fürsorgestellen und den „sozialen Willen alle erforder-

---

[86] Teleky, Ludwig (1926): Soziale Pathologie der Tuberkulose, in: A. Gottstein, A. Schlossmann, L. Teleky (Hrsg.): Handbuch der Sozialen Hygiene und Gesundheitsfürsorge, Bd. 3, Wohlfahrtspflege. Tuberkulose. Alkohol. Geschlechtskrankheiten, Berlin, S. 116.

[87] Grotjahn, Alfred (1923): Soziale Pathologie. Versuch einer Lehre von den sozialen Beziehungen der Krankheiten als Grundlage der Sozialen Hygiene, dritte neubearb. Aufl., Berlin, S. 10.

[88] Ebd., S. 47.

[89] Ebd., S. 52.

[90] Maier, Hans (1926): Die rechtlichen Grundlagen und die Organisation der Fürsorge, S. 68.

lichen Maßnahmen finanziell durchzuführen."[91] Auch Blümel bemängelte, dass es in Preußen an Mitteln zum Betrieb und an Zwangsvorschriften zur Errichtung von Fürsorgestellen fehle.[92] Maier forderte vor allem einen Ausbau der «nachgehenden Fürsorge». Die bereits wieder aus den Heilstätten Entlassenen bräuchten Hilfe, weil ungünstige Wohn- und Arbeitsverhältnisse alle Erfolge im Kampf gegen die Tuberkulose zunichtemachen würden. Die Fürsorgestellen müssten mit den Wohnungsämtern zusammenarbeiten und die Arbeitsnachweise der Patienten einsehen können, da sie so den Entlassenen geeignete Arbeitsstellen und wenn möglich, genügend Wohnraum vermitteln könnten.[93] Friedrich Helm würdigte in diesem Zusammenhang aber die Eigeninitiative der Fürsorgestellen. Wie zuvor beschrieben, lag es zunächst an den Polizeibehörden, die Desinfektionsmaßnahmen bei den Tuberkulösen durchzuführen. Aber die Fürsorgestellen hätten die Durchführung der Desinfektion in ihrem Wirkungskreis überwacht und „nach Möglichkeit" gefördert.[94] Oft hätte es Vereinbarungen mit den Gemeindebehörden gegeben, sodass man den Tuberkulosekranken eher half, als dass die Gesetze griffen.

> „[...] eine Desinfektion außer bei Todesfällen, auch wenn dies noch nicht durch Polizeivorschrift oder Gesetz angeordnet war, beim Wohnungswechsel des Tuberkulösen durchgeführt wurde ebenso wie bei einer Aufnahme in ein Krankenhaus oder eine Heilstätte."[95]

Als weitere Maßnahme gegen die Krankheit forderten viele Mediziner in der Weimarer Republik Aufklärungsarbeit in der Bevölkerung. Der Arzt Karl Heinz Blümel sah darin eine wesentliche „Grundlage des Kampfs gegen die Tuberkulose."[96] Vielfach kam die Aufklärung über die Tuberkulose zu spät bei den Menschen an, da sie sich oft nur an den kleinen Kreis bereits stark Tuberkulose-Gefährdeter wandte.[97] Deswegen forderte Blümel eine allgemeine Aufklärung. Diese hätte die meiste Breitenwirkung durch gesetzlich vorgeschriebenen Unterricht in den Schulen, informiertes Beamtenpersonal und parallel dazu verlaufende, immer wiederkehrende Aufklärungskampagnen in der Öffentlichkeit.

---

91 Maier, Hans (1926): Die rechtlichen Grundlagen und die Organisation der Fürsorge, S. 68.
92 Blümel, Karl Heinz (1926): Die Kritik an den bisherigen deutschen Tuberkulosegesetzen und ihre Auswertung, S. 117.
93 Maier, Hans (1926): Die rechtlichen Grundlagen und die Organisation der Fürsorge, S. 68.
94 Helm, Friedrich (1926): Die bisherige Tuberkulosegesetzgebung in Deutschland und ihre Auswirkung auf das Fürsorgewesen, S. 78.
95 Ebd.
96 Blümel, Karl Heinz (1926): Die Kritik an den bisherigen deutschen Tuberkulosegesetzen und ihre Auswertung, S. 101.
97 Ebd.

> „Tuberkuloseunterricht als Teil des pflichtmäßigen Gesundheitsunterrichts in der Schule und Fortbildungsschule, besondere Aufklärung für Lehrpersonen, Verwaltungsbeamte und Beamte der Sozialversicherungen […] dazu öffentliche Aufklärung, laufend, in der Presse, im Lichtbild, Film, Vortrag."[98]

Erst wenn dadurch die gesamte Bevölkerung ausreichend über die Wirkungsweise der Tuberkulose und Schutzmaßnahmen gegen sie informiert sei, wären Aufklärungsmaßnahmen ein wirksames Mittel in der Tuberkulosebekämpfung.

> „Nur wenn die Übertragung allen Volksschichten als gefährlich, aber vermeidbar, die Krankheit als ernst, aber heilbar bekannt ist, wird die Aufklärung ihren Zweck erfüllen: die Grundlage des Kampfes gegen die Tuberkulose zu werden."[99]

In der Weimarer Republik gab es eine große Dunkelziffer nicht registrierter Tuberkulosefälle. Über das wahre Ausmaß der Krankheit in der Bevölkerung konnte man nur mutmaßen. Die Gesetzgebung regelte nicht eindeutig, ab welchem Stadium eine Tuberkuloseerkrankung meldepflichtig war. Anzuzeigen waren zunächst nur Todesfälle an Lungen- und Kehlkopftuberkulose. Der Medizinalrat, Kreisarzt und Leiter der Fürsorgestelle im Landkreis Mansfeld, Doktor Franz Ickert, verwies darauf, dass „ein nicht unbeträchtlicher Teil der praktischen Ärzte" noch nicht über das nötige Wissen verfügen würden, eine Tuberkuloseerkrankung eindeutig festzustellen.[100] Neben der mangelnden Vorbildung, wären die praktischen Ärzte auf dem Land vielbeschäftigt und hätten nicht viel Zeit, die Menschen eingehend zu untersuchen.[101] Um eine eindeutige Diagnose zu erhalten, brauche daher jeder ländliche Bezirk eine Tuberkulose-Untersuchungsstelle.[102] Vielfach wurde auch eine Ausweitung der Meldepflicht auf alle Tuberkulosefälle gefordert. Blümel forderte die zwangsweise Durchführung einer ärztlichen Leichenschau, sowie eine Meldepflicht für alle Tuberkulose und -verdächtigen Fälle durch die Sozialversicherung.[103] Auch Grotjahn war dafür, die Meldepflicht nicht nur auf die ansteckenden Fälle an Tuberkulose zu beschränken. Nach ihm sollte „jeder Kranker mit gesicherter Diagnose", worunter er auch „die leichten Fälle"

---

[98] Blümel, Karl Heinz (1926): Die Kritik an den bisherigen deutschen Tuberkulosegesetzen und ihre Auswertung, S. 101.

[99] Ebd.

[100] Ickert, Franz (1926): Über Einrichtung und Betrieb der ländlichen Fürsorgestellen, in: Blümel, K. H. (Hrsg.): Handbuch der Tuberkulose-Fürsorge. Eine Darstellung der deutschen Verhältnisse nebst einem Anhang über die Einrichtungen im Auslande, Bd. 1, München, S. 215.

[101] Ebd.

[102] Ebd.

[103] Blümel, Karl Heinz (1926): Die Kritik an den bisherigen deutschen Tuberkulosegesetzen und ihre Auswertung, S. 117.

verstand, gemeldet werden.[104] Eine lediglich auf gefährliche Fälle ausgerichtete Meldepflicht, gebe keine realistischen Verhältnisse wieder, da die Betroffenen damit zu «gemeingefährlichen Individuen» diffamiert würden. Um nicht sozial ausgegrenzt zu werden, würde es sonst im Interesse der Betroffenen und etwaiger mitfühlender Beamter liegen, auf eine Anzeige zu verzichten.[105] Das Problem der Verheimlichung der Erkrankung und den daraus resultierenden größeren Schaden für die Gesundheit der Bevölkerung sah auch Doktor Karl Heinz Blümel. Er sprach sich zwar dafür aus, dass diejenigen, die an Tuberkulose erkrankt seien, keinen Beruf mehr ausführen sollten, durch den sie die Allgemeinheit gefährden könnten. Die gesetzlich vorgegebenen Berufsbeschränkungen, die den Tuberkulösen nur Arbeiten im Zusammenhang mit Nahrungsmitteln untersagte, seien „unzureichend".[106] Das leuchtet ein, wenn man sich beispielsweise die Arbeit in einer damaligen Textilfabrik und die Übertragungsweise der Tuberkulose vor Augen führt. Die durch ein Bakterium hervorgerufene Infektionskrankheit äußert sich vor allem durch lang anhaltendes Husten mit Auswurf, dem sogenannten Sputum. Der Tuberkulose-Erreger wird per Tröpfcheninfektion durch Husten, Niesen oder Sprechen übertragen. Die Ansteckungsfähigkeit des gasförmigen Tröpfchengemischs sinkt durch Lüftung und natürliche UV-Lichtquellen. In der Fabrik saßen nun viele Menschen auf engsten Raum, in stickiger Luft an den Webstühlen und bekamen, bei langen Arbeitstagen, wenig Tageslicht ab. Folglich waren diese Arbeiter per se einem hohen Ansteckungsrisiko ausgesetzt. Blümel sah aber auch, dass, wenn die Betroffenen ihren Beruf nicht mehr ausüben konnten, sie und ihre Familien vor großen finanziellen Problemen standen und diese Situation, durch Verheimlichung ihrer gesundheitlichen Konstitution, hinauszuzögern suchten. Deswegen forderte Blümel, eine Regelung zu finden, für den Einkommensausfall der Patienten aufzukommen.[107] Die Umsetzung der Tuberkulosebekämpfung in der Weimarer Republik wurde also, von medizinisch vorgebildeten Fachleuten, in vielerlei Hinsicht als unzureichend empfunden. Vielen wurde zu wenig in die Fürsorgearbeit investiert und auch die Zurückhaltung des Staates an den Kosten wurde kritisiert. Die Aussichten auf einen baldigen Rückgang der Tuberkulose in der Bevölkerung, wurden nicht sehr hoch eingeschätzt. Man glaubte schon, dass die Bekämpfungsmaßnahmen langfristig etwas bewirkten, aber vordergründiges Ziel war es zunächst, dass sich die Krankheit nicht weiter in der Bevölkerung ausbreitete und weniger Menschen an der Tuberkulose starben.

[104] Grotjahn, Alfred (1923): Soziale Pathologie, S. 91/92.
[105] Ebd.
[106] Blümel, Karl Heinz (1926): Die Kritik an den bisherigen deutschen Tuberkulosegesetzen und ihre Auswertung, S. 118.
[107] Ebd., S. 120.

Blümel rechnete nicht mit einem sofort sichtbaren Erfolg in der Tuberkulosebekämpfung.

> „Es wäre schon eine sehr erhebliche Leistung in der Tuberkuloseabwehr unter den augenblicklichen Umständen, wenn eine Zunahme der Opfer im Augenblick verhindert wird.“[108]

Eine Besserung der Lage würde sich erst „im Laufe der Jahre und Jahrzehnte“ zeigen, wobei die durch eine „stabilere wirtschaftliche Lage“ mit einem Rückgang der Tuberkulose zu rechnen sei.[109] Aber auch bei der Behandlung der Tuberkulösen gab es Schwachpunkte.

3.2 Einrichtungen

Welche verschiedenen Einrichtungen gab es in dem von mir untersuchten Zeitraum in Deutschland? Wie unterschieden sie sich in der Handhabung der Tuberkulosepatienten und wie wurden die Behandlungsmethoden von Fachleuten bewertet?

In seinem Aufsatz zur Bekämpfung der Tuberkulose führte der Mediziner Ludwig Teleky die verschiedenen Anstaltsarten auf und bewertete deren Nutzen.[110] Die Heilstätten waren erst nur für die wohlhabendere Bevölkerung zugänglich, später gab es dann auch Volksheilstätten. In die Heilstätten seien die aktiven Tuberkulosefälle aufgenommen worden, während inaktive Tuberkulöse in sogenannte Genesungs- oder Erholungsheime gekommen wären. Dabei sei aber die Grenze zwischen der aktiven und inaktiven Form, wie ich es schon in den vorherigen Kapiteln meiner Bachelorarbeit geschildert habe, schwer zu ziehen gewesen. Von den Erholungsheimen erhoffte man sich eine prophylaktische, die Tuberkulose verhütende Wirkung auf Geschwächte, die infolge eines ungünstigen Allgemeinzustandes erholungsbedürftig erschienen. Erfolge versprach man sich mit Landaufenthalten, Ruhe und guter Ernährung. Nach Ludwig Telekys Meinung, waren die Genesungsheime aber „verkappte“[111] Tuberkulose-Heilstätten, die mit einer weniger intensiven ärztlichen Überwachung und weniger guten Einrichtungen aufwarteten. Daneben gab es die Walderholungsstätten. Dies waren, außerhalb der Stadt, in waldigen Gegenden, aufgestellte Liegehallen, in denen die Kranken auch Verpflegung erhielten. Vorteil der Walderholungsstätten war, dass mit geringen Einrichtungs- und Erhaltungskosten, eine große Personenzahl Tuberkulöser

---

[108] Blümel, Karl Heinz (1926): Die Kritik an den bisherigen deutschen Tuberkulosegesetzen und ihre Auswertung, S. 120.
[109] Ebd.
[110] Teleky, Ludwig (1926): Die Bekämpfung der Tuberkulose, S. 207-252.
[111] Ebd., S. 208.

erreicht wurde. Die Einrichtungen sollten gut erreichbar sein, sodass die Kranken dorthin einen Tagesausflug an die frische Luft machen konnten. Aber die Tuberkulosepatienten mussten somit täglich den Weg zu und von der Erholungsstätte zurücklegen und verbrachten die Nacht dann oft wieder in schlechten Wohnungsverhältnissen. Dies sollte dadurch ausgeglichen werden, dass für eine kleine Anzahl von Personen Übernachtungsmöglichkeiten geschaffen wurden. In der Walderholungsstätte mischten sich Menschen mit einem schwachen Immunsystem, die besonders anfällig für Tuberkulose waren, mit Schwertuberkulösen. Zudem wechselten die Patienten schneller als in einer Heilstätte und es fehlte das Personal für eine ausreichende Überwachung. Frauen durften ihre, teilweise noch gesunden, Kinder in die Walderholungsstätten mitnehmen. Das führte dazu, dass sich diese Kinder wiederum bei Fremden anstecken konnten. Aufgrund dieser Nachteile, waren diese Einrichtungen nicht weit verbreitet. Deren Anzahl war laut Ludwig Teleky sogar rückläufig. Neben den Walderholungsstätten, gab es noch einfache Tageserholungsstätten. Dabei handelte es sich um offene Liegehallen, die mit einer Fürsorgestelle oder einem Krankenhaus verbunden waren. Die an Tuberkulose Erkrankten konnten dort ein so genannte «Liegekur» abhalten, bei der sie über mehrere Stunden frische Luft einatmeten. Es gab dort weder Verpflegung, noch einen Aufenthaltsraum für schlechtes Wetter. Es gab auch Nachterholungsstätten, welche noch berufstätige Tuberkulöse nach ihrer Tagesarbeit aufsuchen konnten. Sie bekamen dort ein Abendessen, verbrachten den Abend und die Nacht an frischer Luft und verließen die Heilstätte nach dem Frühstück. Neben diesen Anstaltsformen für Erwachsene, gab es auch noch spezielle Einrichtungen für tuberkulöse Kinder.

Diese beschrieb der Arzt Doktor Georg Simon.[112] In der Weimarer Republik gelangte man nach einigen Jahren zu der Ansicht, als gesundheitspolitische Maßnahme schon sehr früh mit der Tuberkulosebekämpfung beginnen zu müssen, um einer weiteren Ausbreitung der Krankheit in der Bevölkerung beizukommen. Bei den Kindern war man besonders bemüht, die Krankheit schon ab einem frühen Stadium zu bekämpfen oder zu verhindern, damit es überhaupt nicht zu einem Ausbruch der Erkrankung kam.

> „Mitte der 1920er Jahre wurde fast allgemein die Forderung gestellt, den Schwerpunkt der Tuberkulosebekämpfung in das Kindesalter zu verlegen. Ziel war es, die Tuberkuloseinfektion frühzeitig ausfindig zu machen und so zu beeinflussen, daß aus ihr nicht die ansteckungsfähige Lungentuberkulose entstand, die wieder

[112] Simon, Georg (1926): Geschlossene und halbgeschlossene Anstalten und Einrichtungen für tuberkulöse Kinder, in: A. Gottstein, A. Schlossmann, L. Teleky (Hrsg.): Handbuch der Sozialen Hygiene und Gesundheitsfürsorge, Bd. 3, Wohlfahrtspflege. Tuberkulose. Alkohol. Geschlechtskrankheiten, Berlin, S. 341-356.

> neue Infektionen schuf und so den Kreis schloß, den zu durchbrechen, das Ziel der Tuberkulosefürsorge war."[113]

Schon Simon erklärte, dass die soziale Bekämpfung der Kindertuberkulose zweigleisig mit einer «Expositions-» und einer «Dispositionsprophylaxe» arbeite. Es ginge also einerseits darum, die Ansteckung mit Tuberkulosebazillen zu verhüten. Auf der anderen Seite sollte der Körper soweit gestärkt werden, dass die Infektion überwunden und die Erkrankung vermieden werden konnte.[114] Neben Heilstätten und Walderholungsstätten, gab es auch spezielle Waldschulen für «erholungsbedürftige» Kinder. Die dort untergebrachten Kinder hatten noch keine Tuberkulose. Sie waren nur sehr schwach und anfällig für Krankheiten, wodurch sie auch ein hohes Ansteckungsrisiko für Tuberkulose hatten. Die Waldschulen waren einfache, gut erreichbare Gebäude, die teils selbstständig oder an feste Einrichtungen angeschlossen waren. Der Unterricht fand in Liegehallen oder im Freien statt. Es gab auch einen Schlafraum, wo sich die Kinder nach dem Mittagessen ausruhen konnten. Teilweise boten die Waldschulen auch Schlafgelegenheiten, um dort zu übernachten. Kinder besuchten auch Solebäder. Die in der Sole enthaltenen Kochsalz-, Jod-, Brom- und Chlorverbindungen sollten den Stoffwechsel der Kinder anregen, die sich in einer frühen Phase der Tuberkulose befanden. Über diese Einrichtungen hinaus, gab es noch so genannte «Seehospize». Dies waren Kinderheilstätten an den deutschen Küsten. Das dort herrschende Klima, wie salzhaltige Luft und intensive Belichtung durch die Sonneneinstrahlung, sollte vor allem schwertuberkulösen Kindern helfen. Es gab aber auch Einrichtungen nur für schwächliche Kinder. Nach den Angaben von Doktor Georg Simon, waren die Kinderheilstätten vergleichbar mit solchen für Erwachsene, wurden aber anderweitig finanziert. Die Sozialversicherung griff meist nicht, da kein Arbeitsverhältnis bestand. Die Kosten brachten gemeinnützige Vereine, kommunale Verbände oder Einzelpersonen auf. Besonders hervorgetan hätte sich, laut Simon, die Landesversicherungsanstalt der Rheinprovinz, zu der damals auch der Kreis Kempen gehörte. Sie hätte sich mit zwei Dritteln der entstehenden Kosten an den Heilverfahren für die Kinder Versicherter beteiligt. Angehörige, Krankenkassen, Vereine oder Kommunalverbände hätten dort zusammen lediglich das Restdrittel übernehmen müssen.[115]

Genauso, wie die Tuberkulosegesetzgebung, wiesen also auch die Einrichtungen Schwachpunkte auf. Vielfach hätten die Erkrankten größere Genesungschancen

---

[113] Saretzki, Thomas (2000): Reichsgesundheitsrat und Preußischer Landesgesundheitsrat in der Weimarer Republik, S. 402.

[114] Simon, Georg (1926): Geschlossene und halbgeschlossene Anstalten und Einrichtungen für tuberkulöse Kinder, S. 341.

[115] Ebd., S. 353.

gehabt, wenn sie früher in eine Einrichtung überwiesen worden wären. Erkrankte mit einer offenen Tuberkulose waren aber auch stark ansteckend und somit eine Gefahr für ihre Umwelt. Kamen die Maßnahmen für die Hilfe für die Tuberkulösen erst spät, hatten jene womöglich weitere Menschen infiziert. Deswegen wollten viele Ärzte, dass die Trennung von Kranken und Gesunden durch die verantwortlichen Fürsorgestellen schneller erfolgte. Doktor Karl Heinz Blümel machte den Vorschlag, dass sich die Stellen gesetzlich dazu verpflichten sollten, die „Absonderungsmaßnahmen für Kranke und Gesunde zur Verminderung der Übertragungsgefahr" innerhalb eines Zeitraums von acht Tagen durchzuführen.[116] Der Sozialhygieniker Ludwig Teleky forderte ebenfalls eine bessere Ausnutzung der Heilstätten. Durch eine rechtzeitige Behandlung dort, werde es ermöglicht, eine Wandlung von geschlossener zu offener Tuberkulose „zu verhindern oder wenigstens zu verzögern."[117] Bei später erfolgter Einweisung ginge es dann nur noch darum, offen Tuberkulöse „möglichst lange am Leben zu erhalten."[118]

In diese Debatte mischten sich in der Weimarer Zeit auch wieder Mediziner ein, die rassenhygienische Aspekte einbrachten. Der Eugeniker Alfred Grotjahn bemängelte, dass zu viele leichttuberkulöse Betroffene in den Heilstätten behandelt würden. Dies hätte keine großen Auswirkungen auf den Gesundheitszustand der Bevölkerung, da die im Frühstadium befindlichen Tuberkulösen nicht besonders gefährlich für ihre Umgebung seien. Man müsse mehr schwer Erkrankte in die Anstalten aufnehmen.

> „Viel wichtiger ist es, die hustenden und spuckenden Patienten in den vorgeschrittenen Stadien aus ihrer Umgebung, die sie stark gefährden, herauszunehmen."[119]

Die allgemeinen Krankenhäuser würden schon viele Tuberkulöse aufnehmen, empfänden dies aber häufig als Last.[120] Nach der Meinung Grotjahns, würden die Krankenhäuser aber, wenn sie vermehrt Tuberkulosepatienten im fortgeschrittenen Stadium aufnehmen „und vor allen Dingen in ihren Mauern sterben lassen, eine wirkungsvolle sozialhygienische Aufgabe erfüllen."[121] Entgegen vieler zeitgenössischer Mediziner, die versuchten möglichst viele Tuberkulöse zu retten, sah Grotjahn eine Chance für die Verbesserung der «Volksgesundheit», wenn man sich der Schwertuberkulösen entle-

---

[116] Blümel, Karl Heinz (1926): Die Kritik an den bisherigen deutschen Tuberkulosegesetzen und ihre Auswertung, S. 118.
[117] Teleky, Ludwig (1926): Die Bekämpfung der Tuberkulose, S. 262.
[118] Ebd.
[119] Grotjahn, Alfred (1923): Soziale Pathologie, S. 83.
[120] Ebd.
[121] Ebd.

dige. Die Tuberkulose habe einen „ausmerzenden Einfluß“[122] auf den Anteil der «körperlich Minderwertigen» in der Bevölkerung und eine Verbesserung der Lebensumstände dieser Menschen stehe nur im Weg.

> „[...] dieser [Einfluss] wird natürlich dann am wirksamsten sein, wenn die Tuberkulose schnell verläuft und die soziale Umwelt eine derartig ungünstige ist, daß möglichst wenig ärztliche Fürsorge und Pflege die Krankheit aufhält.“[123]

Der Eugeniker kam zu dem widerwärtigen Schluss, dass, wenn es durch die Tuberkulosebekämpfung gelänge, die Lebensumstände der «unteren Volksschichten» anzuheben, Neuerkrankungen massiv zu verringern und Erkrankte viele Jahrzehnte am Leben zu erhalten, dies zu einer „allgemeinen Entartung“ beitragen würde, da zahlreiche «körperlich Minderwertige» der Gesellschaft somit erhalten blieben.[124] Für die Gesundung der deutschen Bevölkerung sah Grotjahn es daher als notwendige Maßnahme an, Tuberkulöse daran zu hindern, Kinder zu bekommen.

> „Diese Maßnahmen können natürlich nur dahin zielen, den Geschlechtsverkehr tuberkulöser Elemente am Hervorbringen von Nachkommen zu verhindern. Sie bestehen in der Anwendung von Präventivmitteln oder in der Einleitung der künstlichen Fehlgeburt, wenn bereits Befruchtung eingetreten ist.“[125]

Glücklicherweise gab es damals noch Mediziner, die anders dachten. Ihnen war es daran gelegen, die Versorgung der unterschiedlich schwer erkrankten Tuberkulösen möglichst klar zu regeln, um die Tuberkulose langfristig erfolgreich zu bekämpfen. Teleky hielt vier Arten von Anstalten zur Betreuung Tuberkulöser für notwendig.[126] Menschen mit einer geschlossenen Tuberkulose sollten, ebenso wie Menschen mit einer schwachen Konstitution, Erholungsheime aufsuchen können. Als zweite Anstaltsform sah Teleky Heilstätten für leichttuberkulöse Patienten an, die nicht bettlägerig waren. Des Weiteren hielt er städtische Tuberkulose-Abteilungen für angebracht. Dabei dachte er an jene Tuberkulösen, welche nicht transportfähig waren, oder aus anderweitigen Gründen die Stadt nicht verlassen konnten. Schließlich sollte es noch auf dem Land gelegene Tuberkulose-Krankenhäuser für «Kranke aller Stadien» geben. Die Intention hinter dieser Einrichtungsform war, das schwerkranke Tuberkulöse nicht in gesonderten Anstalten isoliert wurden, da diese sonst auf die Patienten den Eindruck

[122] Grotjahn, Alfred (1923): Soziale Pathologie, S. 74.
[123] Ebd.
[124] Ebd.
[125] Ebd., S. 75.
[126] Teleky, Ludwig (1926): Die Bekämpfung der Tuberkulose, S. 262.

von „Sterbehäusern" machen würden.[127] Solche abgetrennten Einrichtungen boten also wenig Anreize für die Schwerkranken, sich dort in Behandlung zu geben. Die Menschen blieben dann lieber zu Hause. Mit den Krankenhäusern für «Kranke aller Stadien» würde den Betroffenen noch Hoffnung auf Hilfe vermittelt und diese würden eher in eine Anstalt kommen. Teleky erachtete es als „wünschenswert", wenn die Schwertuberkulösen die letzten zwei Monate ihres Lebens in Krankenhäusern verbringen würden.[128] Einerseits, weil die Patienten dort am besten versorgt werden könnten, aber vor allem auch, um die Gesundheit, der sie sonst umgebenden Umwelt zu schützen. Ausgenommen seien jene Wohlhabenderen, welche die Möglichkeit, etwa durch abtrennbare Zimmer und Personal, hätten, die Pflege zu Hause durchführen zu können.[129]

Das Problem der Unterbringung Schwertuberkulöser erkannten auch andere Mediziner dieser Zeit. In der Landesversicherungsanstalt Rheinprovinz setzte man auf die Unterbringung der Schwertuberkulösen in Tuberkulose-Abteilungen kleinerer Krankenhäuser oder in Krankenhäuser für «Tuberkulöse aller Stadien». Beispielsweise gab es das Franziskushaus im Sanatorium in Mönchengladbach-Windberg.[130] Diese Methode schien sich zu bewähren. In der Landesversicherungsanstalt Rheinprovinz stieg die Zahl der im Krankenhaus versorgten Tuberkulosepatienten.[131]

Auch Alfred Grotjahn meinte, die Anstalten wären nur erfolgreich, wenn sie „nicht den Charakter von Sterbehäusern" hätten.[132] Am besten geeignet wären kleine, familiär organisierte Einrichtungen, die entweder selbstständig, oder Nebenstationen von Krankenhäusern wären.[133] Er bezog sich ebenfalls auf die Tätigkeiten der Landesversicherungsanstalt Rheinprovinz. Dort werde es praktiziert, dass die Versicherungsanstalt Verträge mit kleineren Krankenhäusern abschließe. Letztere würden dadurch berechtigt, eine festgelegte Anzahl tuberkulöser Invaliden dauerhaft zu verpflegen. Laut Grotjahn habe sich dieses Verfahren bewährt und verdiene der Nachahmung.[134]

---

[127] Teleky, Ludwig (1926): Die Bekämpfung der Tuberkulose, S. 262.
[128] Ebd., S. 253.
[129] Ebd.
[130] Ebd., S. 256.
[131] Ebd.
[132] Grotjahn, Alfred (1923): Soziale Pathologie, S. 83.
[133] Ebd.
[134] Ebd.

4 Der Kreis Kempen

4.1 Informationen zum Kreis

In meinem Untersuchungszeitraum gab es das heutige Nordrhein-Westfalen noch nicht. Der Kreis Kempen gehörte zum Regierungsbezirk Düsseldorf der Rheinprovinz. Diese war noch von der Provinz Westfalen getrennt. Die Rheinprovinz gehörte zum Freistaat Preußen, des größten Mitgliedstaates der Weimarer Republik. Weil die Rheinprovinz ein Provinzialverband war, verwalteten die regionalen Kommunen bestimmte überörtliche Angelegenheiten selbstständig.[135] Das galt auch für die Wohlfahrtspflege. Bis zur Schaffung der «Landesfürsorgeverbände» 1924 hatte es in der Provinz ein buntes Nebeneinander von „wohlfahrtspflegerischen Maßnahmen und Eingriffen des Reiches, der Länder, der sozialen Versicherungsträger, der Provinzialbehörden, der Städte, Kreise und Gemeinden" gegeben.[136] Der Kreis Kempen war durch Textil- und Zigarrenindustrie, Ziegeleien, sowie Landwirtschaft geprägt und lag an der Grenze zu den Niederlanden. Der Kreis existiert, wie auch seine angrenzenden Kreise, beispielsweise der Stadtkreis Mönchengladbach oder der Kreis Geldern, in seiner damaligen Zusammensetzung heute nicht mehr. Durch mehrere umfangreiche Gebietsreformen in den vergangenen Jahrzehnten wurde die Anzahl der Kreise reduziert, wobei die kreisangehörigen Städte und Gemeinden neu strukturiert wurden und zum Teil in neu geschaffenen Verbandsgemeinden aufgingen. Ein Großteil der Städte und Gemeinden ging in den Kreis Viersen über, dessen Kreisarchiv auch die Verwaltungsakten des damaligen Kreises Kempen beherbergt. Die Akten zu den gesundheitspolitischen Maßnahmen im Untersuchungszeitraum haben nicht alle damaligen kreisangehörigen Städte und Gemeinden gleich sorgfältig aufbewahrt. Aufschlussreiches Material bezüglich der Tuberkulosebekämpfung des Kreises liegt aus den Städten Kempen und Kaldenkirchen, sowie aus den Gemeinden Waldniel und Amern vor. Für meine Forschungen konnte ich somit nur von einzelnen Gemeinden auf die Entwicklungen im gesamten Kreis schließen. Bei den zitierten Akten gibt es nicht in jedem Fall Seitenangaben. Das liegt daran, dass nicht alle Akten paginiert sind.

---

[135] Reulecke, Jürgen (1987): Der Wohlfahrtsstaat in der Provinz: Das Beispiel der preußischen Westprovinzen, in: Abelshauser, Werner (Hrsg.): Die Weimarer Republik als Wohlfahrtsstaat. Zum Verhältnis von Wirtschafts- und Sozialpolitik in der Industriegesellschaft, Stuttgart, S. 80/81.

[136] Ebd., S. 84.

4.2 Aufklärungsarbeit / Vorsorge

Damalige Mediziner sprachen der Aufklärung der Bevölkerung über die Erkrankung einen großen Stellenwert im Kampf gegen die Tuberkulose zu. Was tat man diesbezüglich im Kreis Kempen im betrachteten Zeitraum von 1918 bis 1929? Die Bürgermeister der zugehörigen Gemeinden des Kreises hatten den Kreiswohlfahrtsämtern den jeweiligen Stand der Tuberkulosefürsorge mitzuteilen. So erstattete beispielsweise der Bürgermeister der Gemeinde Waldniel am 19. Mai 1922 einen Bericht. In den Wintermonaten des Jahres 1921 habe es dort unter anderem zwei Vorträge eines Arztes zur Entstehung und Bekämpfung der Tuberkulose gegeben.[137] Es bleibt die Frage, inwieweit die Einwohner aus Waldniel oder den anderen Gemeinden, wo es entsprechende Veranstaltungen gab, solche Vorträge aufsuchten und ob sie etwas mit den Informationen anfangen konnten. Besucherzahlen der Vorträge für den Kreis Kempen sind nicht erhalten. Der damalige Medizinalrat, Kreisarzt und Leiter der Fürsorgestelle im Landkreis Mansfeld, Doktor Franz Ickert, ging auf die Problematik der Aufklärungsarbeit auf dem Land ein. Viele Erwachsene hätten kein Interesse an der Tuberkulose-Aufklärung. Dieses Phänomen sei auf dem Land stärker ausgeprägt, als in der Stadt. Zu den Vorträgen auf dem Land kämen „immer verhältnismäßig wenige Leute."[138] Seiner Meinung nach, hätten die Vorträge zudem in den Gemeinden nur einen geringen Erfolg, da die Menschen nicht dem ein- bis zweistündigen Vortrag des Arztes über die Tuberkulose folgen könnten. Ihnen fehle dazu die Vorbildung und daher würden sie aus dem Vortrag fast nichts mitnehmen.[139] Auch würde den angereisten Medizinern, die über die Tuberkulose aufklären sollten, kein Vertrauen entgegengebracht werden.

> „Der Landbewohner steht immer feindlich dem gegenüber, was aus der Stadt kommt, insbesondere auch der hygienischen Volksbelehrung und der Tuberkuloseaufklärung."[140]

Ickert räumte aber ein, dass die Aufklärung in von der Industrie geprägten Gemeinden besser funktioniere, da die Arbeiter aufnahmefähiger seien, als die reine Landbevölkerung.[141] Inwieweit dies für die Bevölkerung im von der Textil- und Zigarrenindustrie,

---

[137] Kreisarchiv Viersen, Gemeindearchiv Waldniel 227, S. 8.

[138] Ickert, Franz (1926): Die Aufklärungsarbeit auf dem Lande, in: Blümel, K. H. (Hrsg.): Handbuch der Tuberkulose-Fürsorge. Eine Darstellung der deutschen Verhältnisse nebst einem Anhang über die Einrichtungen im Auslande, Bd. 2, München, S. 338.

[139] Ebd., S. 337.

[140] Ebd.

[141] Ebd.

sowie Ziegeleien geprägten Kreis Kempen galt, bleibt spekulativ. Im Kreis Kempen versuchte man auch durch den Besuch von auswärtigen Ausstellungen den Wissensstand der Einwohner im Hinblick auf die Tuberkulose zu erweitern, um die Krankheit so zu bekämpfen. In einem an das Kreiswohlfahrtsamt Kempen gerichteten Schreiben vom 23. November 1921 verwies der «Verein für Säuglingsfürsorge und Wohlfahrtspflege im Regierungsbezirk Düsseldorf» auf eine Ausstellung des «Deutschen Hygiene Museums Dresden» zur Bekämpfung der Tuberkulose. Diese fand vom 23. November bis zum 18. Dezember 1921 im Kunstgewerbemuseum Friedrichplatz in Düsseldorf statt.[142] In diesem Schreiben wurde betont, dass diese Ausstellung geeignet dazu sei, „eine vorzügliche Aufklärung über das Wesen und die Verhütung und die Bekämpfung der Tuberkulose in weite Kreise der Bevölkerung zu bringen.“[143] Der Verein bat das Kempener Wohlfahrtsamt darum, bei der Bevölkerung und den Fürsorgebeamten „reichlich Werbung“ für den Besuch dieser Ausstellung zu machen.[144] Zum besseren Verständnis des Gezeigten bei den Menschen, wurden während der Ausstellung ärztliche Führungen angeboten.[145] In seinem Aufsatz zur ländlichen Aufklärungsarbeit sprach auch Franz Ickert solche Ausstellungen an und bewertete sie durchaus positiv.

> „Durch Ausstellungen, auch Wanderausstellungen – das Hygiene Museum Dresden verleiht und verkauft welche – können nach meinen Erfahrungen viele Bewohner der Landorte eingehend belehrt werden, sofern die Führung durch die Ausstellung eingehend und geschickt ist.“[146]

Neben den Vorträgen und Ausstellungsbesuchen, wurde im Kreis Kempen 1922 auch ein Tuberkulose-Aufklärungsfilm gezeigt. Der «Volksbelehrungsfilm» war von der «Ufa» in Zusammenarbeit mit dem «Deutschen Zentralkomitee zur Bekämpfung der Tuberkulose» entstanden und zeigte in sechs Teilen die Übertragbarkeit, die Folgen und die Bekämpfung dieser Krankheit. Die städtischen Gesundheitsämter und die Kreiswohlfahrtsämter sollten, auf Veranlassung des Regierungspräsidenten Düsseldorfs vom 13. Januar 1922, die Filmvorträge veranstalten.[147] Der Kreis Kempen hatte den Film für die Zeit vom 22. bis zum 31. Mai 1922 gemietet.[148] Nachmittags gab es Vorstellungen für Schulkinder, abends für Erwachsene. Jedes mal hielt ein ortsansäs-

---

[142] Kreisarchiv Viersen, Gemeindearchiv Waldniel 227, S. 7.
[143] Ebd.
[144] Ebd.
[145] Ebd.
[146] Ickert, Franz (1926): Die Aufklärungsarbeit auf dem Lande, S. 339.
[147] Kreisarchiv Viersen, Gemeindearchiv Waldniel 228, S. 12.
[148] Ebd.

siger Arzt einen begleitenden Vortrag.[149] Der erste Filmabschnitt mit dem Titel „Die Tuberkulose und ihr Beutezug“ zeigte einleitend Tuberkulosestatistiken zu den „überseeischen Ländern“, Deutschland und Europa und beabsichtigte die Menschen auf die Gefährlichkeit der Tuberkulose aufmerksam zu machen.[150]

Anschließend gab es Abschnitte zum Wesen der Krankheit und ihren verschiedenen Erkrankungsformen. Danach informierte der Film, mit welchen Methoden, mikroskopische Auswurf-Untersuchung und Röntgendiagnostik, der Arzt auf Tuberkulose untersuchte und welche Anlaufstellen es für eine Heilbehandlung gab. Im sechsten Abschnitt sollte abschließend, die noch gesunde Bevölkerung, über vorbeugende Maßnahmen informiert werden. Thematisiert wurden etwa der Einsatz von Spucknäpfen und Taschentüchern, Desinfektionen von Wäsche und Krankenzimmern, Wohnungshygiene, sowie Sport und Körperpflege.[151] Welche Maßnahmen ergriff man im Kreis Kempen neben den Aufklärungskampagnen noch, um die Tuberkulose zu bekämpfen?

4.3 Eingeleitete Maßnahmen

Aus den Akten der Stadt Kaldenkirchen lässt sich entnehmen, wie man im Kreis Kempen verfuhr, wenn ein Mensch an Tuberkulose verstorben war. Beispielsweise ist dort der Fall eines Sechsundvierzigjährigen vermerkt, welcher an Lungen- und Kehlkopftuberkulose starb.[152] Als Beruf des Toten steht dort «Rasierer». Vermutlich war damit der Handwerksberuf des Barbiers gemeint. Mit diesem Beruf war ein hohes Ansteckungsrisiko an Tuberkulose verbunden, konnte er sich doch leicht während der Rasur eines erkrankten Kunden mit dessen Bazillen infizieren. Der Arzt meldete den Todesfall dem Bruder des Toten und ordnete die Desinfektion der von dem Tuberkulösen benutzten Wohnräume und Gegenstände an.[153] Die eigentliche Desinfektion hatte dann der städtische Desinfektor in Absprache mit dem behandelnden Arzt und zu einem von jenem bestimmten Zeitpunkt vorzunehmen.[154] In meiner Arbeit habe ich erwähnt, dass die Desinfektion oft in den Zuständigkeitsbereich der Polizei fiel. Auch im Kreis Kempen führten solche Maßnahmen die Polizeibeamten durch.[155] Der damalige Medizinalrat und Kreisarzt in Mansfeld, Doktor Franz Ickert, schrieb in seinem Aufsatz, dass fürsorgerische Stellen auf dem Land schon „gut eingerichtet“ wären,

---

[149] Kreisarchiv Viersen, Gemeindearchiv Waldniel 228, S. 9.
[150] Ebd., S. 12.
[151] Ebd.
[152] Kreisarchiv Viersen, Stadtarchiv Kaldenkirchen 937, S. 239.
[153] Ebd.
[154] Ebd.
[155] Ebd., S. 253-256, 259.

wenn ein „Tuberkuloseausschuss in jedem Orte des Kreises gebildet" würde.[156] In den verschiedenen Orten des Kreises Kempen wurden Gesundheits-Kommissionen eingerichtet, die sich um die Bekämpfung der ansteckenden Krankheiten kümmerten. Aus den Akten des Stadtarchivs Kaldenkirchen geht hervor, dass die Mitglieder der Kommissionen, aufgeführt sind Kreischemiker und Sanitätsräte, für eine Amtszeit von sechs Jahren gewählt wurden.[157] Ickert hielt es darüber hinaus für günstig, wenn in die Tuberkulosebekämpfung auch noch Gemeindeschwestern miteinbezogen wurden.[158] Aus dem Bericht des Bürgermeisters der Gemeinde Waldniel von 1922 geht hervor, dass die als tuberkulös eingestuften Kinder im Kreis Kempen von einem Arzt und einer Gemeindekrankenschwester weiter beobachtet wurden. Diese Krankenschwester besuchte auch Familien, dessen Gesundheitszustand schon angeschlagen war. Der also so kritisch war, dass sie eine hohe Wahrscheinlichkeit hatten, Tuberkulose zu bekommen.[159] Das Stadtarchiv Kempen hat Akten aufbewahrt, aus denen hervorgeht, welche Maßnahmen dort im Jahr 1925 eingeleitet wurden. Im dort ansässigen «Hospital zum heiligen Geist» gab es eine gesonderte Abteilung für Tuberkulosekranke. Dies sollte ermöglichen, dass die Patienten von den übrigen Kranken getrennt und „der Eigenart ihres Leidens entsprechend behandelt werden" konnten.[160] Das war zu der damaligen Zeit keine Selbstverständlichkeit. Neben den üblichen Desinfektionen der Wohnungen der Tuberkulösen, führte man „erforderlichenfalls auch Zwischendesinfektionen" durch.[161] In Kempen versuchte man der Tuberkulose durch eine verbesserte Wohnungshygiene und eine Trennung von Kranken und Gesunden beizukommen. So heißt es in dem Bericht zur Vorgehensweise gegen die Tuberkulose aus dem Jahr 1925, man habe „nach Möglichkeit" versucht, auf „die Beseitigung von Übelständen in ungesunden Wohnungen" hinzuwirken und zur „Vorbeugung der Ansteckung" anderer Personen ebenfalls erkrankte Familienmitglieder in ein Krankenhaus aufgenommen.[162] Das sei „nötigenfalls auch auf städtische Kosten" geschehen.[163] Dies bezog sich auf den Fall, dass die Invalidenrente der Tuberkulösen nicht ausreichte, neben der eigenen Heilbehandlung auch noch die Kosten für die Behandlung etwaiger Familienmitglieder zu tragen. Wie bereits zuvor in meiner Bachelorarbeit beschrieben, trugen die Kosten in einem solchen Fall vorwiegend die Länder, Kreise und Kommunen

---

[156] Ickert, Franz (1926): Über Einrichtung und Betrieb der ländlichen Fürsorgestellen, S. 214.
[157] Kreisarchiv Viersen, Stadtarchiv Kaldenkirchen 937, S. 243/244.
[158] Ickert, Franz (1926): Über Einrichtung und Betrieb der ländlichen Fürsorgestellen, S. 214.
[159] Kreisarchiv Viersen, Gemeindearchiv Waldniel 228, S. 12.
[160] Kreisarchiv Viersen, Stadtarchiv Kempen 521, S. 85.
[161] Ebd.
[162] Ebd.
[163] Ebd.

und nicht der Staat. Bei einer Aufnahme in eine Heilanstalt wurde im Kreis Kempen ähnlich verfahren.

> „[...] falls die Unterbringung an Tuberkulose Erkrankter in einer Heilanstalt ärztlicherseits für notwendig gehalten wird, beteiligt sich die Stadt erforderlichenfalls mit einem erheblichen Betrag an den entstehenden Kosten.“[164]

Aus den Kempener Akten geht hervor, dass diejenigen Kinder, bei denen Tuberkulose diagnostiziert worden war oder die eine schwache Konstitution hatten, auch in der Kempener Badeanstalt therapiert wurden. Sie hätten dort „Gelegenheit zu Schwimm- oder sonstigen Bädern, sowie zur Teilnahme an den Liegekuren im Luft- und Sonnenbad.“[165] Bei diesen Veranstaltungen wurden auch Milch und Brötchen an die Kinder verabreicht.[166] Oft waren die Tuberkulösen durch Mangelernährung zusätzlich geschwächt. Diesem Problem versuchte man damit entgegenzuwirken. Im Jahr 1926 wurde in den Kempener Schulen deswegen während der Wintermonate für „schwächliche und tuberkuloseverdächtige Kinder“ zusätzlich ein „warmes Milchfrühstück“ verabreicht.[167] Damit wären dort weitgehend die Forderungen der damaligen Mediziner umgesetzt worden. 1925 waren diese Maßnahmen im Kreis Kempen noch durchweg kostenfrei.[168] Die Maßnahmen zur Tuberkulosebekämpfung bei Kindern scheinen für den Kreis mit immer höheren Kosten verbunden gewesen zu sein, vermutlich weil die Veranstaltungen vermehrt genutzt wurden. In späteren Jahren wurde nämlich von den zahlungsfähigen Eltern ein Zuschuss erhoben, um die Maßnahmen weiter finanzieren zu können.[169] Dazu musste man aber erst einmal wissen, welche Kinder überhaupt von der Tuberkulose betroffen waren. Um das festzustellen, wurden schulärztliche Untersuchungen durchgeführt. Von solchen berichtete der Waldnieler Bürgermeister im Jahr 1922 dem Kreiswohlfahrtsamt Kempen. Bei diesen sei großes Gewicht auf die Feststellung einer Tuberkuloseerkrankung gelegt worden.[170] Wie aus einem Aufsatz von 1924 des Berliner Medizinalrats König hervorgeht, hatte sich die Schulgesundheitspflege in der Weimarer Republik weiterentwickelt. Laut König sei, unter Berücksichtigung der Gebietsabtretungen infolge des Versailler Vertrages, zwischen 1911 und 1923 der Anteil an Gemeinden, in denen schulärztlichen Untersuchungen durchgeführt wurden, gestiegen. Sei im Jahre 1911 noch eine schul-

[164] Kreisarchiv Viersen, Stadtarchiv Kempen 521, S. 85.
[165] Ebd.
[166] Ebd.
[167] Ebd., S. 86.
[168] Ebd., S. 85.
[169] Ebd., S. 86-89.
[170] Kreisarchiv Viersen, Gemeindearchiv Waldniel 227, S. 8.

ärztlich versorgte Gemeinde auf 25 Gemeinden ohne schulärztliche Untersuchungen gekommen, verfüge 1923 eine von 7 ½ Gemeinden über schulärztliche Versorgung.[171] Die Betreuung der Kinder durch Schulärzte sei im Freistadt Preußen ungleichmäßig und nehme, mit Ausnahme von Berlin, von Westen nach Osten hin ab.[172] Im Vergleich der preußischen Länder kam die Rheinprovinz gut weg. Mit 5,9 Millionen ärztlich versorgten Schulen und 1,1 unterversorgten Schulen, lag die Rheinprovinz nach Berlin an zweiter Stelle.[173] Nach der Studie Königs, war 1923 jeder zehnte Arzt in Preußen hauptamtlich oder nebenamtlich als Schularzt tätig und ein Drittel der nebenamtlich als Schularzt Praktizierenden bestand aus Medizinalbeamten der Kreise.[174] Der Berliner Medizinalrat König bemängelte, dass gerade die höheren Schulen zu wenige Schulärzte gehabt hätten. Er verwies auf das mangelnde Engagement des Staates bei der Finanzierung sozialhygienischer Maßnahmen. Der Staat habe an keiner höheren Schule Schulärzte angestellt, weil letztere den Gemeinden, die allein die Kosten nicht tragen könnten, gehörten.[175] Den Aussagen Königs kann man die damaligen Bestrebungen der Sozialhygiene entnehmen, die ja darauf abzielte, mit der Tuberkulosefürsorge möglichst schon im Kindesalter anzusetzen, um die Krankheit und die durch sie verursachten Kosten sozial wie finanziell in den Griff zu bekommen.

> „Die ärztliche Beobachtung der Schulkinder, diese Auswirkungen des Gedankens, daß Vorbeugen leichter und billiger als Heilen ist, entwickelt sich immer mehr zum wichtigsten Gliede gesundheitlicher Fürsorge. Der Schularzt wird immer mehr zum Vorposten im Kampfe gegen die Volkskrankheiten.“[176]

Die soziale und wirtschaftliche Situation der Bevölkerung nach dem Ersten Weltkrieg war, wie beschrieben, nicht gerade rosig. Ein Waldnieler Arzt verwies 1923 auf die problembehaftete Tuberkulosebekämpfung während der Inflationszeit.

> „Der Kampf gegen die Tuberkulose fällt jetzt ausserordentlich schwer, weil die arbeitende Bevölkerung nicht in der Lage ist, die nötigen Lebensmittel zu beschaffen und auch die Gemeinde nicht über so grosse Summen verfügt, wie es notwendig wäre.“[177]

---

171 König (15. Juli 1924): Die Entwicklung der Schulgesundheitspflege in Preußen seit 1900 und ihr jetziger Stand, in: Zeitschrift für Hygiene und Infektionskrankheiten, Vol. 103(2), S. 395.

172 Ebd.

173 Ebd.

174 Ebd., S. 396.

175 Ebd.

176 Ebd., S. 397.

177 Kreisarchiv Viersen, Gemeindearchiv Waldniel 227, S. 11.

König hielt es gerade in dieser Zeit für wichtig, mehr Schulärzte einzustellen. Oft seien sie der einzige verfügbare Ansprechpartner.

> „Die fortschreitende Verarmung weiter Volkskreise verbietet oder verzögert ärztliche Inanspruchnahme. Schon jetzt ist der Schularzt im allgemeinen der einzige ärztliche Berater für den weitaus größten Teil unserer Schuljugend, die in der Schule versammelt, hier am billigsten ärztlich beraten und krankheitsvorbeugend betreut werden kann.“[178]

Am 30. Juli 1924 berichtete der Kaldenkirchener Bürgermeister dem Landrat vom gesundheitlichen Zustand der Jugend in seiner Gemeinde.

> „Die Auswirkungen der schlechten Ernährungslage machen sich in erster Linie unter den Säuglingen bemerkbar, welche infolge der Stillunfähigkeit der Mütter schlechte Entwicklung zeigen. […] Der Hundertsatz des Tuberkuloseverdachts unter den Schulkindern ist bedauerlicherweise ein höherer geworden. […] Die Jugendlichen zeigen allgemein schlechte Entwicklung und vielfach Anlage zur Tuberkulose.“[179]

Auch wenn ein Schularzt da war, wurden längst „nicht alle vom Schularzt als krank bezeichneten Schulkinder ärztlicher Heilbehandlung zugeführt“, weil nicht genug Geld da war.[180] Der Schularzt hatte aber dafür Sorge zu tragen, „die schwächlichen, anfälligen, krankheitsbedrohten Kinder seiner Schulen für die Teilnahme an Speisungen und für den Landaufenthalt auszumustern.“[181] In den Akten des Kreisarchivs finden sich auch Fälle von Kindern, die von ihren Eltern vorzeitig aus einer Heilanstalt zurückgeholt wurden. Vermutlich handelten diese Eltern aus Geldnot, weil der Lebensunterhalt ihrer Familie nur gesichert war, wenn die Kinder, beispielsweise in der heimgewerblichen Weberei, mitarbeiteten. Der erhoffte Kurerfolg, eine Heilung von der Tuberkulose, blieb aus. Meistens waren die Kinder noch nicht vollständig gesundet, wurden wieder krank, und verursachten dadurch zwangsläufig neu entstehende Kosten. Deswegen mussten die Eltern ab 1922 in der Landesversicherungsanstalt Rheinprovinz eine Erklärung unterschreiben, die sie zusammen mit dem Antrag auf ein Kinderheilverfahren abzugeben hatten. Darin mussten sie sich dazu verpflichteten, die Kurkosten selbst zu zahlen, wenn sie ihr Kind frühzeitig abholten.[182] Dabei rechnete die Landesversicherungsanstalt damit, dass die betreffenden Eltern die Kosten für

---

[178] König (1924): Die Entwicklung der Schulgesundheitspflege in Preußen, S. 397.
[179] Kreisarchiv Viersen, Stadtarchiv Kaldenkirchen 937, S. 349.
[180] König (1924): Die Entwicklung der Schulgesundheitspflege in Preußen, S. 398.
[181] Ebd.
[182] Kreisarchiv Viersen, Gemeindearchiv Waldniel 227, S. 10.

die Kurbehandlung ihrer tuberkulösen Kinder nicht aufbringen konnten und es daher vermeiden würden, ihre Kinder vorzeitig abzuholen.

4.4 Tätigkeiten der Fürsorgestellen

Im Kreis Kempen gab es mehrere Fürsorgestellen in den verschiedenen Gemeinden. Diese unterstanden dem Kreiswohlfahrtsamt, welches seinen Sitz in Kempen hatte. Nach der Meinung des damaligen Medizinalrats Franz Ickert, war der Betrieb ländlicher Fürsorgestellen mit Schwierigkeiten verbunden. Die Fürsorgestellen waren zuständig für viele, weit über den Kreis verteilt liegende, Gemeinden.

> „[...] im Gegensatz zu der ein geschlossenes Ganzes bildenden Stadt ein Landkreis sich aus vielen kleinen und kleinsten Gemeinwesen zusammensetzt, welche noch dazu oft viele, viele Kilometer auseinander liegen.“[183]

Die Tuberkulosebekämpfung müsse eigentlich überall nach den gleichen Grundsätzen geführt werden und idealerweise fürsorgerische, therapeutische und diagnostische Arbeitsweisen miteinander verbinden. In den Landkreisen werde aber häufig nur die „rein fürsorgerische Tätigkeit“ praktiziert.[184] Im Kreis Kempen veranstalteten die Fürsorgestellen, wie zuvor beschrieben, auch Therapien für die tuberkulösen Kinder, beispielsweise durch den Aufenthalt in Schwimmbädern. Im Jahr 1907 war in der Gemeinde Kaldenkirchen auch eine chemische Untersuchungsstelle für den Kreis eingerichtet worden. Viele an Tuberkulose Erkrankte konnten ihren eigentlichen Beruf nicht mehr ausüben, weil sie dafür entweder zu geschwächt waren, oder das Ansteckungsrisiko zu hoch war. Bei solchen Gegebenheiten versuchten die Fürsorgestellen dafür zu sorgen, dass der Betroffene seine Umwelt nicht weiter gefährdete. In den Akten der kreisangehörigen Stadt Kaldenkirchen findet sich der Fall eines in einer Zigarrenfabrik tätigen Arbeiters. Aus dem Bericht des Kreiswohlfahrtsamtes vom 21. Dezember 1914 geht hervor, dass der Zigarrenmacher an Lungentuberkulose erkrankt und daher zu schwach für seine Arbeit geworden war. Nachdem die Firma ihn entlassen hatte, versuchte sie ihm noch eine andere, geeignetere Arbeit zu vermitteln, für die sich der Mann ebenfalls als zu geschwächt herausgestellt hatte.[185] Der Mann war durch seine Tuberkuloseerkrankung in eine Notlage geraten, weil seine Invalidenrentenbezüge nicht für seinen Lebensunterhalt ausreichten. Aber als Invalidenrentenempfänger stand ihm natürlich auch keine Erwerbslosenunterstützung zu.[186] Die Gewerkschaft

---

[183] Ickert, Franz (1926): Über Einrichtung und Betrieb der ländlichen Fürsorgestellen, S. 214.
[184] Ebd.
[185] Kreisarchiv Viersen, Stadtarchiv Kaldenkirchen 937, S. 304.
[186] Ebd.

hatte dem tuberkulösen Mann nun tatsächlich vorgeschlagen, im Heimgewerbe als Zigarrenmacher tätig zu bleiben, um sich noch etwas dazu verdienen zu können.[187] Der zuständige Kreisarzt sprach sich aber dagegen aus. Der Mann dürfe als Tuberkulöser „nicht mit Arbeiten an Nahrungs- und Genussmitteln beschäftigt" werden und auch nicht weiter Arbeiten in enger Gemeinschaft mit anderen Personen ausüben, da er eine „zu große Übertragungsgefahr" darstelle.[188] Die Landesversicherungsanstalt Rheinprovinz forderte in einem Schreiben vom 24. August 1925 dazu auf, die Tuberkulosefälle an die Tuberkulosefürsorgestellen zu melden.[189] Sie wies das Kreiswohlfahrtsamt in Kempen auf die einzuleitenden Maßnahmen hin. Die Räumlichkeiten der Kranken sollten nach ihrer Einweisung in eine Heilstätte desinfiziert werden. Die mit den Kranken zusammen lebenden Personen sollten untersucht und beraten werden, damit gegebenenfalls „Fürsorgemaßnahmen für die Gefährdeten und Infizierten" eingeleitet werden konnten.[190] Wenn ein Betroffener geheilt aus der Heilanstalt entlassen wurde, sollte sich die Fürsorgestelle zur „Sicherung des Kurerfolges", um eine Arbeitsstelle kümmern, in welcher die Gesundheit des zuvor an Tuberkulose Erkrankten geschont wurde.[191] War die Behandlung nicht erfolgreich, hatte die Fürsorgestelle das Rentenverfahren einzuleiten und den Betroffenen von seiner Familie zu isolieren, beispielsweise durch die Unterbringung in der Invalidenpflege.[192] Darüber hinaus sollten die Fürsorgestellen Licht- und Luftkuren zur Stärkung einleiten, sowie in der „Ernährungs- und Bekleidungsfürsorge" tätig werden.[193] Der an Tuberkulose Erkrankte sollte von den Fürsorgebeamten regelmäßig überwacht werden, „so lange für ihn oder durch ihn Verschlimmerung irgendwelcher Art zu befürchten" sei.[194]

4.5 Gesundheitsberichte

Mit den Jahren wurde statistisches Material über die Entwicklung der Gesundheit der Bevölkerung als wichtiges Mittel im Kampf gegen die Tuberkulose gebraucht. Der preußische Minister für Volkswohlfahrt hatte damals festgestellt, dass mit der schwierigen deutschen Finanzlage, seit dem Sommer 1922, eine Verschlechterung des Gesundheitszustandes der deutschen, vor allem großstädtischen, Bevölkerung ein-

[187] Kreisarchiv Viersen, Stadtarchiv Kaldenkirchen 937, S. 304.
[188] Ebd., S. 305.
[189] Kreisarchiv Viersen, Gemeindearchiv Waldniel 270, S. 37.
[190] Ebd.
[191] Ebd.
[192] Ebd.
[193] Ebd.
[194] Ebd.

herging.[195] In einem Schreiben des Kempener Landrats an die Bürgermeistereien des Kreises vom 28. Mai 1923 berichtete dieser davon. Der Landrat wollte nun Informationen über den Gesundheitszustand des Kreises Kempen. Dazu forderte er die Kreisärzte und Verwaltungsbeamten auf, ihm über ihre Beobachtungen zu berichten.[196] Im Aktenbestand des Kreisarchivs gibt es Beispiele für die an den Landrat erstatteten Gesundheitsberichte aus den Gemeinden. Besonders viel findet sich in den Akten der Gemeinde Waldniel. Dem Aufruf des Kempener Landrats nach, der sich an alle Gemeinden richtete, haben die anderen Gemeinden auch Berichte erstellt. Diese Verwaltungsunterlagen aus den unterschiedlichen Gemeinden haben es aber meist nicht ins Endarchiv des Kreises geschafft. In den «Übersichten über die gesundheitlichen Verhältnisse des Kreises» machten die Gemeinden jährlich Angaben zur Einwohnerzahl und den Geburten- und Todesfällen. Für die Tuberkulose wurden die standesamtlich gemeldeten Todesfälle aufgeführt. In Preußen mussten die Standesbeamten Zählkarten in zweifacher Ausführung anfertigten und ein Karte davon „bis zum 15. jeden ersten Quartalsmonats für das vorhergehende Vierteljahr“ an den Kreisarzt übersenden.[197] Dieser entnahm daraus die Angaben, die er in seine Statistik der Geburts- und Sterbefälle eintrug. In der Theorie sollte er dadurch „regelmäßig und schnell“ an statistisches Material über „die Zahl der Lebendgeborenen, Todgeborenen, der Todesfälle, der Säuglingssterblichkeit, der Tuberkulosesterblichkeit und der Sterblichkeit an anderen Krankheiten“ kommen.[198] Weitere Unterlagen bekam der Kreisarzt von den Krankenanstalten. Seine Daten musste er dann an das Statistische Landesamt weitergeben.[199] Für die Gemeinde Waldniel existieren Übersichten, für meinen untersuchten Zeitraum ab 1923 bis 1929. Dabei wurden in den Übersichten ab 1925 auch die verschiedenen Tuberkuloseerkrankungsarten unterschieden und die Anzahl der Ortsfremden unter der Gesamtzahl der Todesfälle an Tuberkulose aufgeführt.[200] Es handelte sich dabei vermutlich um Auswärtige, die in einem Krankenhaus oder einer Fürsorgestelle der Gemeinde verstorben waren. Im Kreis Kempen wurde 1927 noch gesondert nach der «Entwicklung der Volksgesundheit im besetzt gewesenen Gebiete» gefragt. Die Gemeinden machten Angaben für die Jahre 1919 bis 1926. Neben der Gesamtzahl der Toten, war aufgeführt, wie viele davon jeweils an Lungen- und Kehlkopftuberkulose und an Tuberkulose anderer Organe gestorben waren.[201] Darüber hinaus gab es in

---

[195] Kreisarchiv Viersen, Gemeindearchiv Waldniel 270, S. 17.
[196] Ebd..
[197] Medizinalabteilung des Ministeriums (Hrsg.): 25 Jahre Preußische Medizinalverwaltung, S. 443.
[198] Ebd., S. 443/444.
[199] Ebd., S. 444.
[200] Kreisarchiv Viersen, Gemeindearchiv Waldniel 270, S. 19, 33, 39, 43, 45-47, 57-63, 69, 76, 84.
[201] Kreisarchiv Viersen, Gemeindearchiv Waldniel 270, S. 48/49.

Waldniel auch gesonderte Akten, wo die Anzahl der an Tuberkulose Erkrankten und Gestorbenen in Krankenhäusern, die Anzahl der untersuchten Schulkinder und derer, bei denen ein Tuberkulosebefund vorlag, sowie die wegen Tuberkulose Behandelten und Verstorbenen in den Fürsorgestellen vermerkt wurden. Im Jahr 1926 beispielsweise befanden sich dort 22 Tuberkulöse in einem Krankenhaus, vier starben dort.[202] Es gab 59 tuberkulöse Schulkinder, von denen ein Kind starb.[203] In der Waldnieler Fürsorgestelle wurden 119 Personen untersucht und 97 für tuberkulös befunden. Zwölf davon starben.[204] Vergleichbar mit solchen Akten aus der Gemeinde Waldniel sind Übersichten über die Tuberkuloseerkrankungen aus dem Stadtarchiv Kempen. Im Jahr 1923 waren dort von 788 in Krankenhäusern aufgenommenen Kranken 96 tuberkulös. Von diesen starben sechs Personen.[205] Man untersuchte in Kempen 934 Schulkinder. Von diesen wurden 90 für tuberkulös befunden und drei starben an der Krankheit.[206] In der Kempener Tuberkulosefürsorgestelle wurden 1923 76 Menschen untersucht von denen 18 für tuberkulös befunden worden. Ein Pflegling starb in der Fürsorgestelle.[207] Die kreisangehörige Stadt Kaldenkirchen führte Listen über die Todesfälle, bei denen auch das Geschlecht, das Alter, der Beruf und die Todesursache angegeben wurden. In den Listen, die für jedes Jahr meines untersuchten Zeitraums vorliegen, sind auch die registrierten Todesfälle an Lungen- und Kehlkopftuberkulose aufgeführt.[208] Die Gemeinde Amern hat Krankenhausakten aus ihren zwei Kirchenbezirken St. Anton und St. Georg archiviert. Die Krankenhäuser listeten auch Angaben, der bei ihnen verstorbenen Patienten. Hier wurden alle verschiedenen Tuberkulosearten festgehalten.[209] Laut diesen Akten aus Kaldenkirchen und Amern, waren Frauen und Männer im Kreis Kempen gleichermaßen betroffen. Aufgrund der lückenhaften Aktenlage besteht natürlich keine vollständige Sicherheit. Bezogen auf das Alter der Tuberkulosetoten gibt es eine Tendenz zu den jungen Erwachsenen in den 20er und 30er Jahren. Es waren gerade Diejenigen betroffen, die mitten im Leben standen. Häufig im Zusammenhang mit Tuberkulose auftauchende Berufe waren Fabrikarbeiter, Zigarrenmacher, ungelernte Hilfsarbeiter und Berufe aus dem textilen Bereich, wie Weber oder Näherinnen. Aber auch Menschen mit handwerklicher Arbeit, beispielsweise Schreiner, Bauern oder Klempner, waren, wenn auch etwas weniger, an Tuberkulose gestorben. Die Tuberku-

[202] Kreisarchiv Viersen, Gemeindearchiv Waldniel 227, S. 14.
[203] Ebd.
[204] Ebd.
[205] Kreisarchiv Viersen, Stadtarchiv Kempen 930, S. 278.
[206] Ebd.
[207] Ebd.
[208] Kreisarchiv Viersen, Stadtarchiv Kaldenkirchen 944, S. 42-51.
[209] Kreisarchiv Viersen, Gemeindearchiv Amern beispielsweise 692, 754, 1137, 1871.

losefürsorgestellen in den verschiedenen Orten mussten einen Fragebogen für den jährlich zu erstattenden Bericht beantworten und an den Landrat weiterleiten. Unter den Akten der Gemeinde Waldniel befindet sich ein solcher, ausgefüllter Fragebogen für das Jahr 1927.[210] Über die schon geschilderten Angaben hinaus, wurden darin noch vermerkt, wie die Überweisung der Personen in die Fürsorgestelle jeweils erfolgt war. Die Fälle kamen von Ärzten, Schulen, oder wurden von der Fürsorgeschwester ermittelt.[211] Es wurde auch gelistet, durch welche Gründe sich Tuberkulosefälle für die Fürsorgestelle im Laufe des Jahres erledigt hatten. Hauptsächlich war dies durch eine „wesentliche Besserung", durch Heilung oder einen negativen Tuberkulosebefund geschehen. In Relation dazu, erledigten sich die Fälle weniger durch den Tod der Betroffenen oder einen Wegzug dieser aus der Gemeinde.[212] Im Jahr 1927 hatte es in Waldniel 4862 Einwohner gegeben. Die Fürsorgeschwester machte 660 Wohnungsbesuche. Dabei wurden von ihr alle Fürsorgefälle besucht und nicht nur die offen Tuberkulösen.[213]

---

[210] Kreisarchiv Viersen, Gemeindearchiv Waldniel 227, S. 40-43.
[211] Ebd., S. 41.
[212] Ebd.
[213] Ebd.

5 Wirkung

5.1 Tuberkulose und soziale Ungleichheit in der Republik

Die staatlichen Initiativen zur Eindämmung der Tuberkulose waren, wie beschrieben, eher defensiv und wenig zielgerichtet. Sie wurden, trotz der Masse der Betroffenen, nur in einem langwierigen Prozess erweitert. Bis 1914 wurde der Prozess des «Sozialen Wandels» durch den „Staat durch die zögerliche Bereitstellung der erforderlichen Mittel sogar gebremst."[214] Die Tuberkulosebekämpfung geschah überwiegend auf Eigeninitiative von Ärzten und Vereinen. Maßnahmen von oben richteten sich in der Seuchenpolitik zunächst eher auf akute, dramatisch verlaufende Seuchen wie Cholera und Pocken, als auf längerfristige, chronische Krankheiten, wie die Tuberkulose. Mit dem Aufkommen der öffentlichen Hygiene galt, ab der Durchsetzung der Bakteriologie, der Kampf gegen die in der Gesellschaft grassierenden Krankheiten, den sie auslösenden Erregern. Selber interessiert an einer Professionalisierung, unterstützten Ärzte und Fürsorgestellen die neue Gesundheitspolitik.[215] Der Historiker Reinhard Spree geht sogar noch weiter, indem er von einer „Zwangssozialisation" der unteren Bevölkerungsschichten spricht.

> „Angesichts des weit verbreiteten Elends, der fehlenden Lebensperspektive, der sozialen Entwurzelung könnte lange Zeit [...] überhaupt eine fatalistische Einstellung gegenüber Krankheiten und Gebrechen in der Arbeiterschaft beziehungsweise in den städtischen Unterschichten vorgeherrscht haben. In dieser Situation nun wirkten vermutlich die entstehenden und immer systematischer ausgebauten Institutionen der sozialen Fürsorge sowie vor allem die GKV in der Richtung eines [...] »verordneten sozialen Lernens«, dessen Wirkung als »Zwangssozialisation« bezeichnet werden könnte."[216]

Bis zur Etablierung der Sozialen Hygiene trat die Bedeutung der sozialen Verhältnisse für die Krankheiten in den Hintergrund.[217] Auch das Bild des Tuberkulosekranken hatte sich mit der Bakteriologie verändert. Anstelle der Vorstellung eines verarmten, tuberkulösen «Proletariers» trat das Bild eines «gemeingefährlichen Bazillenstreuers», der durch seine unreinlichen Verhaltensweisen seine Umwelt gefährde.[218] Mit den Sozialmedizinern nahm man die Tuberkulose zwar zunehmend als „Armutskrankheit"

---

[214] Dietrich-Daum, Elisabeth (2007): Die „Wiener Krankheit", S. 363.
[215] Ebd.
[216] Spree, Reinhard (1981): Soziale Ungleichheit vor Krankheit und Tod: zur Sozialgeschichte des Gesundheitsbereichs im Deutschen Kaiserreich, Göttingen, S. 157.
[217] Dietrich-Daum, Elisabeth (2007): Die „Wiener Krankheit", S. 82.
[218] Ebd., S. 90.

und als „Gesundheitsbedrohung" wahr, die Bekämpfungsmethoden der Bakteriologie waren aber einfacher umzusetzen und mit geringeren Kosten als die nötigen sozialen Maßnahmen verbunden.[219] Man warf den unteren Gesellschaftsschichten deren Lebensführung vor und appellierte an gesunde Verhaltensweisen, anstatt den Menschen aus ihrer misslichen Lage zu helfen.

> „Mit der Zuschreibung, ja Diffamierung als „Gefahrenherd" war eine massive Kritik an der Lebensweise der Unterschichten verbunden, die sich auf die Wohn- und (unmoralischen) Schlafverhältnisse, die mangelnde Körperpflege, die schlechte Ernährung bzw. unsachgemäße Zubereitung der Nahrungsmittel und auf den Alkoholismus bezog. Wieder wurde die Tuberkulose zu einer selbstverschuldeten Krankheit, Ergebnis falscher (und unmoralischer) Lebensführung und mangelnder Rationalität."[220]

Nach dem Ersten Weltkrieg wurden auch von staatlicher Seite soziale Maßnahmen ergriffen. Die Fürsorge kam nun vermehrt zum Desinfektionskampf dazu, wie auch das Beispiel aus dem Landkreis Kempen gezeigt hat. Die Inflation hatte auf die Bekämpfung der Tuberkulose negative Auswirkungen, die wirtschaftlichen Probleme machten den Kampf schwierig. Heutiger Wissenschaftsstand ist, dass die Tuberkulose die soziale Ungleichheit nicht auslöst, die Probleme bestehen schon vorher, aber die Krankheit intensiviert diese Probleme.

> „Die Ungleichheit der Lebenschancen wurde durch die Tuberkulose weiter verschärft. Sozial benachteiligte Menschen waren demnach nicht nur einem größeren Sterberisiko ausgesetzt, die Krankheit erhöhte auch das Risiko, verarmt zu sterben."[221]

Häufig sind auf den Tuberkulose-Listen Menschen aufgeführt, die einen Beruf mit einem geringen Lohnniveau ausübten. Im Kreis Kempen waren es ungelernte Hilfsarbeiter, Tätigkeiten im Textilgewerbe oder Fabrikarbeiter. Diese Menschen und ihr sozialer Status tauchten aber erst in den Listen auf, wenn die Krankheit entweder bereits ausgebrochen oder tödlich verlaufen war. Bei der chronisch verlaufenden Tuberkulose können oft mehrere Jahre zwischen der Ansteckung, der Erkrankung und dem Tod liegen. Die Infektion durch die Mykobakterien führt nur bei einer geringen Zahl der Betroffenen zur Erkrankung. Dies hängt vom Immunsystem ab.[222] Dieses war im Un-

[219] Dietrich-Daum, Elisabeth (2007): Die „Wiener Krankheit"., S. 17.
[220] Ebd., S. 90.
[221] Ebd., S. 157.
[222] Deutsche Lepra- und Tuberkulosehilfe e.V.: www.dahw.de/lepra-tuberkulose-buruli/tuberkulose (letzter Zugriff: 15.04.2015).

tersuchungszeitraum bei vielen Menschen, aufgrund der schlechten wirtschaftlichen und sozialen Lage, geschwächt. Damals war oft nur der soziale Status der Betroffenen zum Todeszeitpunkt bekannt. Dafür aus dem Kreis Kempen beispielhaft sind die Todeslisten der Krankenhäuser der Gemeinde Amern, auf denen auch die Berufe der Betroffenen vermerkt waren. Wie der Status vorher gewesen war, wurde hingegen nicht vermerkt. Aufgrund der Krankheitsdauer fällt es bei der Tuberkulose also ungleich schwerer, als zum Beispiel bei der Cholera, Rückschlüsse auf die Soziale Ungleichheit zu ziehen.[223] Die Tuberkulösen konnten mit fortschreitendem Stadium nur noch leichte Tätigkeiten ausüben, weil sie für normale, selbstständige Berufe nicht belastbar, für körperliche Arbeit gar zu geschwächt waren. Mutmaßlich bleibt, inwiefern die Betroffenen vor ihrer Erkrankung besser gestellte Berufe hatten, welchen sie mit abnehmender Leistungsfähigkeit nicht mehr nachgehen konnten. Bei meinen Recherchen in den Akten des Kreises Kempen bin ich auch auf den Fall eines Tuberkulösen getroffen, bei dem die Fürsorgestelle versuchte, eine andere Arbeit zu finden. Die in der Zwischenkriegszeit umgesetzten sozialen Reformen im Kampf gegen die Tuberkulose hatten noch nicht die weitreichenden Folgen, da mit den zunehmenden wirtschaftlichen Problemen gegen Ende der Republik auch ein Abbau der Sozialpolitik erfolgte. Im Nationalsozialismus wurde die «Soziale Frage» der Tuberkulose dann „zur Durchsetzung eugenischer Rassen- und Gesundheitsideologien" instrumentalisiert und der Tuberkulöse als „Gefahr für den «Volkskörper» dargestellt.[224] Erst ab den 50er Jahren des 20. Jahrhunderts, als spezifische Medikamente entwickelt wurden, mit denen die Tuberkulose therapiert werden konnte, war eine effektive Heilung zu erzielen, welche dann auch mit einem Rückgang der Tuberkulose einherging. Bis dahin lagen, nach der Historikerin Elisabeth Dietrich-Daum, die Schwerpunkte der ärztlichen Arbeit in der aufklärenden Vorsorge und der sozialen Fürsorge.[225]

5.2 Tuberkulose heute

Seit den 1950er Jahren ging die Verbreitung der Tuberkulose in der Gesellschaft zurück. Ein epidemiologischer Rückgang aufgrund verbesserter Lebensstandards, sowie der Übergang von der stationären Behandlung in Lungenheilstätten zur ambulanten Therapie mit Tuberkulosemedikamenten erfolgte.[226] Zu dieser Zeit gingen, mit dem Abbau von Fürsorgestellen und -personal und der Schließung von Heilstätten, auch die

[223] Condrau, Flurin (2000): Lungenheilanstalt und Patientenschicksal, S. 47/48.
[224] Dietrich-Daum, Elisabeth (2007): Die „Wiener Krankheit", S. 18.
[225] Ebd., S. 363.
[226] Ebd., S. 354.

„Tuberkulosebetreuungs- und -behandlungskapazitäten“ zurück.[227] Somit wurden auf dem Höhepunkt der medizinischen Standards gegen die Tuberkulose, als alles Nötige da war, um die Krankheit endgültig zu besiegen, die Maßnahmen abgebaut.

> „Der ‚Rückbau‘ in der ‚Tuberkulosebekämpfung‘ erfolgte damit zu einem Zeitpunkt, als sowohl die kurativen Heilungschancen der Tuberkulose am größten waren, erstmals Heilstätten- und Krankenhausbetten in genügender Anzahl zur Verfügung standen als auch die Fürsorgestellen einen befriedigenden personellen, finanziellen und technischen Ausstattungsgrad erreicht hatten.“[228]

Aus heutiger Sicht betrachtet, wurden die Bekämpfungsmaßnahmen gegen die Tuberkulose zu früh eingestellt. Die Tuberkulose ist immer noch eine der weltweit tödlichsten übertragbaren Krankheiten. Die Infektion fordert neben HIV weltweit die meisten Menschenleben. Aus dem aktuellen Tuberkulose-Bericht der World Health Organisation (WHO) 2014 geht hervor, dass es 2013 rund neun Millionen Neuerkrankungen an Tuberkulose gab, von denen 1,5 Millionen tödlich endeten.[229] Die Tuberkulose wurde in den westlichen Industriestaaten in soziale Nischen abgedrängt oder hat sich weitestgehend zurückgezogen. Sie ist aber in asiatischen, afrikanischen und osteuropäischen Ländern noch sehr präsent. Über die Hälfte der Tuberkulose-Neuerkrankungen 2013 kamen aus Süd-Ost Asien und den west-pazifischen Regionen. Ein Viertel kam aus Afrika. Zugleich der Kontinent, welcher relativ zur Bevölkerungsdichte die meisten Erkrankungen und Todesfälle an Tuberkulose zu verzeichnen hat.[230] Nach der Historikerin Elisabeth Dietrich-Daum ist Tuberkulose heute immer noch eine „ausgesprochen sozial bedingte Krankheit“ und wirkt geradezu als „Indikator für den sozialen und medizinischen Standard eines Landes.“[231] In den betroffenen Ländern stieße, trotz genauer Kenntnis der Krankheit und effizienten Medikamenten, die Tuberkulosebekämpfung auf Barrieren, mit denen auch schon die Ärzte beziehungsweise die Sozialreformer vor und in der Weimarer Republik zu kämpfen hatten. Das wären instabile politische Systeme mit labiler sozialer Struktur, großen Einkommensunterschieden, einem mangelnden Engagement der politischen Kräfte und großen Defiziten bei der Aufklärung über die Krankheit und bei der medizinischen Versorgung.[232] Der Kampf

---

[227] Dietrich-Daum, Elisabeth (2007): Die „Wiener Krankheit“, S. 354.
[228] Ebd.
[229] Global tuberculosis report 2014 der WHO: www.who.int/tb/publications/global_report/en/ (letzter Zugriff: 15.04.2015).
[230] Ebd.
[231] Dietrich-Daum, Elisabeth (2007): Die „Wiener Krankheit“, S. 365.
[232] Ebd., S. 16.

gegen die Tuberkulose in den Entwicklungsländern erfolgt wieder in erster Linie auf private Initiativen und durch Vereine und nicht durch die Staaten.

> „Und wieder ringen die Hilfsorganisationen um finanzielle und strukturelle Ressourcen, bitten um Spenden, setzen auf medizinische Strategien, hoffen auf neue Medikamente, Labormethoden und Therapieprogramme, weil die Appelle an die politischen Machtträger ins Leere gehen, Sozialpolitik fehlt oder ganz versagt."[233]

Besonders verheerend sind die Auswirkungen der Tuberkulose im Zusammenhang mit HIV. Die beiden Infektionen beschleunigen sich gegenseitig. Das Risiko an Tuberkulose zu erkranken, ist für einen HIV-positiven Menschen 30 mal höher, als für einen Menschen ohne HIV.[234] Von den neun Millionen Neuerkrankungen an Tuberkulose waren 2013 dreizehn Prozent HIV-Co-infizierte. Davon die meisten in Afrika. Die Zahl der Menschen, die auf diese Weise an Tuberkulose sterben, sinkt laut WHO aber seit einem Jahrzehnt.[235] Die Tuberkulose ist eine chronisch verlaufende Infektionskrankheit, deren Erreger meist die Lunge befällt, aber auch jedes andere Organ und sogar die Knochen betreffen kann. Bei der ansteckenden Form werden die Erreger eines Infizierten mit dem Husten, Niesen oder Sprechen ausgeschieden. Die Tuberkulosebakterien sind für andere Menschen hochgradig ansteckend.[236] Das langsame Wachstum der Mykobakterien bedingt eine länger andauernde medikamentöse Behandlung der Betroffenen. Durch diese Dauer besteht allerdings die Gefahr einer Resistenzbildung, sodass die Medikamente nicht mehr anschlagen. Deswegen ist es bei der Tuberkulose-Therapie wichtig, dass die Patienten, über einen Zeitraum von mindestens sechs Monaten, verschiedene Tuberkulose-Antibiotika gleichzeitig, in der richtigen Dosierung und vor allem regelmäßig einnehmen.[237] In einigen betroffenen Ländern haben sich aber resistente Mykobakterienstämme gebildet, weil die Behandlung abgebrochen wurde. Aufgrund instabiler Gesundheitssysteme stehen die Tuberkulose-Medikamente dort nicht ununterbrochen oder in schlechter Qualität zur Verfügung.[238] Wenn die Mykobakterienstämme gegen die beiden stärksten Medikamente Rifampicin und Isonialzid resistent sind, spricht man von multiresistenter Tuberkulose (multiresistant tuberculosis, MDR-TB). In diesem Fall muss dann auf ältere, schwächer

---

[233] Dietrich-Daum, Elisabeth (2007): Die „Wiener Krankheit", S. 18.
[234] Ehehalt,Urs u.a.: Tbc-weltweit verbreitet, in: Hamburger Ärzteblatt. Zeitschrift der Ärztekammer Hamburg und der kassenärztlichen Vereinigung Hamburg, 68. Jahrgang, Oktober 2014, S. 12.
[235] Global tuberculosis report 2014 der WHO: www.who.int/tb/publications/global_report/en/ (letzter Zugriff: 15.04.2015).
[236] Deutsche Lepra- und Tuberkulosehilfe e.V.: www.dahw.de/lepra-tuberkulose-buruli/tuberkulose (letzter Zugriff: 15.04.2015).
[237] Ebd.
[238] Ebd.

wirksame Medikamente zurückgegriffen werden, die noch dazu mehr Nebenwirkungen haben und teurer sind.[239] Besonders diese Resistenzen machen die Tuberkulose so gefährlich. Laut WHO-Bericht, ist die Anzahl der resistenten Neuerkrankungen an Tuberkulose 2013 auf 480.000 Fälle weltweit gestiegen.[240] Die meisten resistenten Fälle gibt es in den Nachfolgestaaten der Sowjetunion.

> „In Ex-Sowjetstaaten wie Tschetschenien kommen etwa 200 Tuberkulosekranke auf 100.000 Menschen, in Deutschland sind es fünf."[241]

Auch in Deutschland steigt die Zahl der Tuberkulose-Neuerkrankungen wieder an. Nach Informationen des Robert Koch Instituts sind 4.561 Menschen 2014 an Tuberkulose erkrankt und die Zahlen damit zum zweiten Mal in Folge gestiegen.[242] Es mangelt in Deutschland vor allem an der ärztlichen Betreuung der Asylbewerber. Das deutsche Seuchenschutzgesetz besagt, dass Asylbewerber auf ansteckende Krankheiten untersucht werden müssen, bevor sie in eine Massenunterkunft ziehen, die ebenfalls gesetzlich vorgeschrieben ist. Innerhalb weniger Tage soll eine ärztliche Bescheinigung vorliegen, ob die Bewerber mit Tuberkulose infiziert sind. Bei der Untersuchung werden Jugendliche und Erwachsene geröntgt. Bei Schwangeren und Kindern führt man einen Hauttest für den Nachweis durch.[243] Wie aus einem Artikel der «Zeit» von 2014 hervorgeht, kommen die Ärzte mit den Röntgenuntersuchungen gar nicht mehr hinterher.

> „Weil die Zahl der Asylbewerber steigt, die Zahl der Ärzte in den Gesundheitsämtern aber weitgehend stagniert, werden die Wartezeiten für die Erstuntersuchungen immer länger – und damit wächst die Gefahr, dass sich ansteckende Krankheiten wie Tuberkulose in den Massenunterkünften ausbreiten. […] Statt der gesetzlich vorgeschriebenen zwei bis drei Tage warten die Flüchtlinge mittlerweile bis zu sechs Monate auf ihre Untersuchung."[244]

---

[239] Deutsche Lepra- und Tuberkulosehilfe e.V.: www.dahw.de/lepra-tuberkulose-buruli/tuberkulose (letzter Zugriff: 15.04.2015).

[240] Global tuberculosis report 2014 der WHO: www.who.int/tb/publications/global_report/en/ (letzter Zugriff: 15.04.2015).

[241] Lobenstein, Caterina: Bitte untersuchen!, in: Die Zeit, Ausgabe 52, 2014; online Version: http://www.zeit.de/2014/52/tuberkulose-asylbewerber-betreuung (letzter Zugriff: 15.04.2015).

[242] „Zahl der TB-Opfer steigt wieder", Mitteilung der Deutschen Lepra- und Tuberkulosehilfe e.V. zum Welt-Tuberkulose-Tag am 24.03.2015: http://www.dahw.de/themenseiten/welt-tuberkulose-tag4/zahl-der-tb-opfer-steigt-wieder (letzter Zugriff: 15.04.2015).

[243] Lobenstein, Caterina: Bitte untersuchen!, in: Die Zeit, Ausgabe 52, 2014; online Version: http://www.zeit.de/2014/52/tuberkulose-asylbewerber-betreuung (letzter Zugriff: 15.04.2015).

[244] Ebd.

Da in Staaten, in denen Bürgerkrieg herrscht, wie beispielsweise in Syrien, Gesundheitssysteme zusammenbrechen, breiten sich dort auch Krankheiten aus, die Flüchtlinge gegebenenfalls in sich tragen. Aufgrund der großen Flüchtlingswellen, haben die Einreiseländer schon Probleme, genügend Plätze für die Bewerber zu schaffen. Gesundheitschecks werden hinten angestellt. In Deutschland wächst parallel dazu die Angst vor Ausländern. Die Asylbewerber werden als «Krankheitsträger» stigmatisiert und von rechten Lagern als Fallbeispiele zur Propagierung rassistisch motivierter Zuwandererstopps instrumentalisiert. Der Anteil der Asylbewerber, die ansteckende Krankheiten in sich tragen ist gering.[245] Es hapert, wie auch schon in meinem Untersuchungszeitraum, an schneller Untersuchung und anschließend eingeleiteter Behandlung der Betroffenen. In der Folge treten immer häufiger die MDR-Tuberkulosen auf. Im «Zeit-Artikel» wird angeprangert, dass die Gesundheitsbehörden nicht mit ausreichenden Ressourcen ausgestattet werden. Genügend Ärzte fehlten. Aber auch Übersetzer. Oft komme es zu Verständigungsproblemen. Die Menschen würden nicht verstehen, was die Ärzte ihnen sagen wollten und was mit ihnen bei einer Untersuchung oder einer Behandlung geschehe. Die Ärzte versuchten schon wenigstens die wichtigsten Ausdrücke den Patienten in ihrer Muttersprache zu erklären.[246] Wenn er sich nicht mehr anders zu helfen weiß, berichtet ein Berliner Tuberkulosearzt in dem «Zeit-Artikel», greife er auf die Erklärung durch animierte Videos zurück. In diesem Beispiel lassen sich Parallelen zu den in der Weimarer Republik gezeigten Tuberkulose-Aufklärungsfilmen ziehen. Nur, dass die Menschen nicht mehr ins Kino gehen müssen, weil ein Berliner Arzt mit «explain TB» eine Smartphone-App dafür entwickelt hat.

> „In kurzen Videos wird darin erklärt, was Tuberkulose ist, auf Farsi, Serbisch, Französisch oder Arabisch. Der Mann vor der Kamera erzählt, dass Tuberkulose von Bakterien verursacht wird, die man einatmen kann, ohne es zu merken. Dass man andere Menschen anstecken kann. Dass man an Tuberkulose sterben kann. Und dass man sie heilen kann – aber nur, wenn man die Tabletten bis zum Ende nimmt.“[247]

Eine bessere Abhilfe und Betreuung der Tuberkulose-Patienten, sagt der Berliner Arzt im «Zeit-Artikel», könne durch mobile Röntgenbusse erreicht werden. Damit könne er direkt zu den Asylbewerberheimen fahren. Vor Ort würde er leichter Englisch

---

245 Lobenstein, Caterina: Bitte untersuchen!, in: Die Zeit, Ausgabe 52, 2014; online Version: http://www.zeit.de/2014/52/tuberkulose-asylbewerber-betreuung (letzter Zugriff: 15.04.2015).
246 Ebd.
247 Ebd.

sprechende Landsleute finden, falls mit den Tuberkulösen Verständigungsprobleme auftreten würden.[248] Danach wird in der «Zeit» darauf verwiesen, dass es solche Röntgenbusse in Berlin vor 20 Jahren noch gab.

> „Irgendwann hat man sie abgeschafft. Tuberkulose, glaubte man damals, sei eine Krankheit der Vergangenheit."[249]

Diese Tendenz in der Entwicklung der Tuberkulose zeigt, dass der Kampf gegen diese Krankheit noch lange nicht gewonnen ist, die Helfer immer noch mit denselben Problemen wie damals zu kämpfen haben und sich noch neue Probleme dazu aufgetan haben. Auch die Historikerin Dietrich-Daum meint, „dass für die Historisierung der Tuberkulose kein Anlass besteht."[250] Es bleibt nur zu hoffen, dass wir die Krankheit eines Tages nur noch aus den Geschichtsbüchern kennen werden.

---

[248] Lobenstein, Caterina: Bitte untersuchen!, in: Die Zeit, Ausgabe 52, 2014; online Version: http://www.zeit.de/2014/52/tuberkulose-asylbewerber-betreuung (letzter Zugriff: 15.04.2015).
[249] Ebd.
[250] Dietrich-Daum, Elisabeth (2007): Die „Wiener Krankheit", S. 17.

6 Fazit

In meiner Bachelorarbeit habe ich die Tuberkulosebekämpfung im Kreis Kempen für die Jahre 1918 bis 1929, unter Bezugnahme der allgemeinen, in der damaligen Republik eingeleiteten Maßnahmen, dargestellt. Ich habe berichtet, dass aufgrund der katastrophalen wirtschaftlichen und sozialen Lage nach dem Ersten Weltkrieg, die Gesundheit der deutschen Bevölkerung stark angeschlagen war. Diese Umstände hatten aber auch dafür gesorgt, dass der Staat das Hauptaugenmerk in der Tuberkulosebekämpfung von seiner defensiven Herangehensweise mittels Desinfektion und Anweisungen, nun auf die sozialen Probleme der unteren Bevölkerungsschichten richtete. Den theoretischen Hintergrund für diesen Paradigmenwechsel bildete die sich etablierende Soziale Hygiene. Dass diese neue Gesundheitspolitik Grenzen hatte, zeigt schon die Kritik an der Gesetzgebung und der Umsetzung der Tuberkulosebekämpfung durch zeitgenössische Experten. Die zunehmenden wirtschaftlichen Probleme innerhalb meines Untersuchungszeitraums, führten dazu, dass die Sozialpolitik wieder abgebaut wurde. Der Kreis Kempen kommt als Landkreis, der auch durch Industrien geprägt war, mit seinen damals eingeleiteten Maßnahmen zur Tuberkulosebekämpfung gut weg. Es gab Gemeinden mit einer gesonderten Tuberkulosestation im Krankenhaus. Die Fürsorgestellen erfüllten nicht nur rein fürsorgerische Aufgaben, sondern veranstalteten auch Therapieprogramme für tuberkulöse Kinder. Aber es gab auch Rückschläge zu verzeichnen. Die Inflation erschwerte den Kampf gegen die Krankheit. Da nur Akten aus den einzelnen Gemeinden vorliegen, konnte ich über die Maßnahmen für den ganzen Kreis leider nur mutmaßen. Es stellte sich heraus, dass die Tuberkulose erst in den 1950er Jahren effektiv bekämpft werden konnte und zurückging. Als man die Einrichtungen für den Kampf gegen die Tuberkulose abbaute, war man im Irrglauben, die Krankheit besiegt zu haben. Leider kann die Tuberkulose heute noch nicht als überwunden betrachtet werden. Die Krankheit hat sich weitestgehend aus den westlichen Industrienationen zurückgezogen, ist aber vor allem in den Entwicklungsländern weit verbreitet. Diese haben mit ähnlichen Problemen zu kämpfen, wie damals die Republik. Zusammenbrechende oder nicht vorhandene Sozialsysteme in den Bürgerkriegsländern verursachen neue Verbreitungsmöglichkeiten für die Tuberkulose. Im Zeitalter der Globalisierung steht die Gesundheitspolitik, in Bezug auf die Tuberkulosebekämpfung, mit der zunehmenden Zahl an MDR-Tuberkulosen, der Flüchtlingsproblematik und den Co-Infizierungen von Tuberkulose und HIV zudem auch vor ganz neuen Herausforderungen. Ob es gelingen wird, einen Weg aus der Tuberkuloseproblematik zu finden, wird die Zukunft zeigen.

7 Quellen- und Literaturverzeichnis

7.1 Quellen

Akten des Kreisarchivs Viersen:

Kreisarchiv Viersen, Gemeindearchiv Armern 692, 754, 1137, 1871.

Kreisarchiv Viersen, Gemeindearchiv Waldniel 227.

Kreisarchiv Viersen, Gemeindearchiv Waldniel 228

Kreisarchiv Viersen, Gemeindearchiv Waldniel 270.

Kreisarchiv Viersen, Stadtarchiv Kaldenkirchen 937.

Kreisarchiv Viersen, Stadtarchiv Kaldenkirchen 944.

Kreisarchiv Viersen, Stadtarchiv Kempen 521.

Kreisarchiv Viersen, Stadtarchiv Kempen 930.

Blümel, K. H. (1926): Die Kritik an den bisherigen deutschen Tuberkulosegesetzen und ihre Auswertung. In: Blümel, K. H. (Hrsg.): Handbuch der Tuberkulose-Fürsorge. Eine Darstellung der deutschen Verhältnisse nebst einem Anhang über die Einrichtungen im Auslande, Bd. 1. Lehmann, München.

Geissler, O. (1926): Die Leistungen von Reich und Ländern, Kreisen und Städten in der Tuberkulosefürsoge. In: Blümel, K. H. (Hrsg.): Handbuch der Tuberkulose-Fürsorge. Eine Darstellung der deutschen Verhältnisse nebst einem Anhang über die Einrichtungen im Auslande, Bd. 1. Lehmann, München.

Grotjahn, A. (1923): Soziale Pathologie. Versuch einer Lehre von den sozialen Beziehungen der Krankheiten als Grundlage der Sozialen Hygiene, 3. Aufl.. Springer, Berlin.

Helm, F. (1926): Die bisherige Tuberkulosegesetzgebung in Deutschland und ihre Auswirkung auf das Fürsorgewesen. In: Blümel, K. H. (Hrsg.): Handbuch der Tuberkulose-Fürsorge. Eine Darstellung der deutschen Verhältnisse nebst einem Anhang über die Einrichtungen im Auslande, Bd. 1. Lehmann, München.

Ickert, F. (1926): Die Aufklärungsarbeit auf dem Lande. In: Blümel, K. H. (Hrsg.): Handbuch der Tuberkulose-Fürsorge. Eine Darstellung der deutschen Verhältnisse nebst einem Anhang über die Einrichtungen im Auslande, Bd. 2. Lehmann, München.

Ickert, F. (1926): Über Einrichtung und Betrieb der ländlichen Fürsorgestellen. In: Blümel, K. H. (Hrsg.): Handbuch der Tuberkulose-Fürsorge. Eine Darstellung der deutschen Verhältnisse nebst einem Anhang über die Einrichtungen im Auslande, Bd. 1. Lehmann, München.

König (15.07.1924): Die Entwicklung der Schulgesundheitspflege in Preußen seit 1900 und ihr jetziger Stand. In: Zeitschrift für Hygiene und Infektionskrankheiten 103/2: 393-398.

Maier, H. (1926): Die rechtlichen Grundlagen und die Organisation der Fürsorge einschließlich des Armenrechtes und des Rechtes des Kindes. In: Gottstein, A., Schlossmann, A., Teleky, L. (Hrsg.): Handbuch der Sozialen Hygiene und Gesundheitsfürsorge, Bd. 3, Wohlfahrtspflege. Tuberkulose. Alkohol. Geschlechtskrankheiten. Springer, Berlin.

Medizinalabteilung des Ministeriums (Hrsg.) (1927): 25 Jahre Preußische Medizinalverwaltung seit Erlaß des Kreisarztgesetzes 1901-1926. Im Auftrage des Preußischen Ministers für Volkswohlfahrt, Berlin.

Reulecke, J. (1987): Der Wohlfahrtstaat in der Provinz: Das Beispiel der preußischen Westprovinzen. In: Abelshauser, W. (Hrsg.): Die Weimarer Republik als Wohlfahrtsstaat. Zum Verhältnis von Wirtschafts- und Sozialpolitik in der Industriegesellschaft. Steiner, Stuttgart.

Simon, G. (1926): Geschlossene und halbgeschlossene Anstalten und Einrichtungen für tuberkulöse Kinder. In: Gottstein, A., Schlossmann, A., Teleky, L. (Hrsg.): Handbuch der Sozialen Hygiene und Gesundheitsfürsorge, Bd. 3, Wohlfahrtspflege. Tuberkulose. Alkohol. Geschlechtskrankheiten. Springer, Berlin.

Teleky, L. (1926): Soziale Pathologie der Tuberkulose. In: Gottstein, A., Schlossmann, A., Teleky, L. (Hrsg.): Handbuch der Sozialen Hygiene und Gesundheitsfürsorge, Bd. 3, Wohlfahrtspflege. Tuberkulose. Alkohol. Geschlechtskrankheiten. Springer, Berlin.

Teleky, L. (1926): Die Bekämpfung der Tuberkulose. In: Gottstein, A., Schlossmann, A., Teleky, L. (Hrsg.): Handbuch der Sozialen Hygiene und Gesundheitsfürsorge, Bd. 3, Wohlfahrtspflege. Tuberkulose. Alkohol. Geschlechtskrankheiten. Springer, Berlin.

7.2 Literatur

Condrau, F. (2000): Lungenheilanstalt und Patientenschicksal. Sozialgeschichte der Tuberkulose in Deutschland und England im späten 19. und frühen 20. Jahrhundert (= Kritische Studien zur Geschichtswissenschaft Bd. 137). Vandenhoeck & Ruprecht, Göttingen.

Deutsche Lepra- und Tuberkulosehilfe e.V. URL: <http://www.dahw.de/lepra-tuberkulose-buruli/tuberkulose> (Stand 15.04.2015).

Dietrich-Daum, E. (2007): Die „Wiener Krankheit“. Eine Sozialgeschichte der Tuberkulose in Österreich (= Sozial- und wirtschaftshistorische Studien Bd. 32). Oldenbourg, München.

Ehehalt, U. et al. (10.2014): Tbc- weltweit verbreitet. In: Hamburger Ärzteblatt. Zeitschrift der Ärztekammer Hamburg und der kassenärztlichen Vereinigung Hamburg, 68. Jahrgang: 12-15.

Evans, R. (1988): Epidemics and Revolutions. Cholera in Nineteenth-Century Europe, Past and Present Nr. 120: 123-146.

Evans, R. (1990): Tod in Hamburg. Stadt, Gesellschaft und Politik in den Cholera-Jahren 1830-1910. Rowohlt, Reinbeck bei Hamburg.

Frevert, U. (1984): Krankheit als politisches Problem. Soziale Unterschichten in Preußen zwischen medizinischer Polizei und staatlicher Sozialversicherung (= Kritische Studien zur Geschichtswissenschaft Bd. 62). Vandenhoeck & Ruprecht, Göttingen.

Gessner, D. (2009): Die Weimarer Republik (= Kontroversen um die Geschichte), 3. Aufl.. WBG, Darmstadt.

Global tuberculosis report 2014 der WHO. URL: <http://www.who.int/tb/publications/global_report/en/> (Stand: 15.04.2015).

Kolb, E., Schumann, D. (2013): Die Weimarer Republik (= Oldenburg Grundriss der Geschichte Bd. 16), 8. überarb. und erw. Aufl., München.

Labisch, A. (1992): Homo Hygienicus. Gesundheit und Medizin in der Neuzeit. Campus, Frankfurt a. M..

Lobenstein, C.: Bitte untersuchen!. In: Die Zeit, Ausgabe 52, 2014, URL: < http://www.zeit.de/2014/52/tuberkulose-asylbewerber-betreuung> (Stand 15.04.2015).

Saretzki, T. (2000): Reichsgesundheitsrat und Preußischer Landesgesundheitsrat in der Weimarer Republik. Weißensee, Berlin.

Spree, R. (1981): Soziale Ungleichheit vor Krankheit und Tod: zur Sozialgeschichte des Gesundheitswesens im Deutschen Kaiserreich. Vandenhoeck & Ruprecht, Göttingen.

Wirsching, A. (2008): Die Weimarer Republik. Politik und Gesellschaft (= Oldenburg Enzyklopädie deutscher Geschichte Bd. 58), 2. um einen Nachtrag erw. Aufl., München.

Witzler, B. (1995): Großstadt und Hygiene: kommunale Gesundheitspolitik in der Epoche der Urbanisierung (= Medizin, Gesellschaft und Geschichte Beiheft 5). Steiner, Stuttgart.

„Zahl der Opfer steigt wieder“, Mitteilung der Deutschen Lepra- und Tuberkulosehilfe e.V. zum Welt-Tuberkulose-Tag am 24. März 2015. URL: <http://www.dahw.de/themenseiten/welt-tuberkulose-tag4/zahl-der-opfer-steigt-wieder> (Stand 15.04.2015).

Herausgegeben vom Institut für Geschichte der Medizin

Heinrich-Heine-Universität Düsseldorf

Prof. Dr. Jörg Vögele

Band 1	Sophia Sotke Frauenkarrieren zwischen Emanzipation und bürgerlicher Sozialreform
Band 2	Luisa Rittershaus Visualisierung in der Säuglingsfürsorge Anfang des 20. Jahrhunderts
Band 3	Isabelle Nießen Die künstliche Säuglingsernährung unter dem Einfluss der Bakteriologie
Band 4	Julia Nebe Kindersterblichkeit in der gesellschaftlichen Perzeption an der Wende vom 19. zum 20. Jahrhundert
Band 5	Luisa Heininger Zum Wandel des Stillverhaltens in der BRD zwischen 1950 und 1990
Band 6	Antonia Teuffel von Birkensee Das Stillverhalten von Akademikerinnen in der Zeit von 1950 bis 1990
Band 7	Jörg Vögele, Hideharu Umehara (Hg.) Gateways of Disease. Public Health in European and Asian Port Cities at the Birth of the Modern world in the late 19th and early 20th century
Band 8	Yvonne Gavallér Die Tuberkulosebekämpfung im Kreis Kempen, 1918 - 29

In Vorbereitung:

Band 9	Isabelle Nießen Nur das Beste fürs erste Lebensjahr. Pädiatrische Ansichten zur Säuglingsernährung im gesellschaftlichen Kontext der BRD 1960-1990
Band 10	Frieder Bauer Die Spanische Grippe in der deutschen Armee 1918: Verlauf und Reaktionen
Band 11	Sophia Sotke Feminismus, Sexualreform, Eugenik zu Beginn des 20. Jahrhunderts – eine Netzwerkanalyse

Redaktion: Jörg Vögele und Luisa Rittershaus

Cuvillier Verlag
Nonnenstieg 8
D-37075 Göttingen

Tel. +49(0)551/54724-0
Fax. +49(0)551/54724-21
E-Mail info@cuvillier.de

Internet www.cuvillier.de
www.cuvillier.ch/.at/.nl
Inhaberin Annette Jentzsch-Cuvillier